Das Buch

Manche Patienten machen Ärzte ratlos. Zum Beispiel eine 72-Jährige, die immer wieder Geräusche im Ohr hat. Ein Tinnitus-Verdacht bestätigt sich nicht. Hausarzt, HNO-Spezialist, Internist, Orthopäde, Neurologe, Kardiologe – alle sind ratlos. Doch dann kommt ein Arzt, der genauer hinschaut.

In diesem Buch stellen Heike Le Ker und Dennis Ballwieser spannende Fälle aus der medizinischen Praxis vor, bei denen die behandelnden Ärzte mindestens zweimal nachdenken mussten, um auf die richtige Diagnose zu kommen. Der Leser kann so auf unterhaltsame Weise einen Blick hinter die Kulissen der Detektivarbeit werfen, die Ärzte tagtäglich leisten.

Über die Fallgeschichten hinaus gibt es Informationen zu den Krankheiten und in einem Nachwort geben die Autoren den Lesern kurz und prägnant Tipps, wie sie den eigenen Arztbesuch so vorbereiten können, dass sie möglichst nicht als rätselhafter Patient enden.

Die Autoren

Dennis Ballwieser, Dr. med., geboren 1980, arbeitete als Arzt in der Klinik für Anaesthesiologie am Klinikum der Universität München und als freier Journalist, u. a. für DER SPIEGEL, »Süddeutsche Zeitung«, »Apotheken Umschau«, »Stern« und den »BR Hörfunk«. Bis 2014 war er Redakteur bei SPIEGEL ONLINE im Ressort Gesundheit, seither arbeitet er als Arzt und schreibt für den Verlag der Apotheken Umschau.

Heike Le Ker, Dr. med., geboren 1975, arbeitete als Ärztin in der Neurologie des DRK-Klinikums Berlin-Köpenick und schrieb u. a. für die »Neue Zürcher Zeitung am Sonntag«, »Die Welt«, »Süddeutsche Zeitung« und »Focus«. Seit Januar 2007 ist sie Redakteurin bei SPIEGEL ONLINE im Ressort Wissenschaft, seit 2012 im Ressort Gesundheit.

KiWi
1104

Dr. Dennis Ballwieser
und Dr. Heike Le Ker

Ein rätselhafter Patient

Die aufregende Suche nach der richtigen Diagnose – 55 wahre Geschichten

Kiepenheuer
& Witsch

MIX
Papier aus verantwortungsvollen Quellen
FSC® C083411
FSC
www.fsc.org

Verlag Kiepenheuer & Witsch, FSC® N001512

2. Auflage 2014

Umschlaggestaltung: Barbara Thoben, Köln
Umschlagmotiv: © Leo Leowald, Köln
Gesetzt aus der Minion und der Avenir
Satz: Buch-Werkstatt GmbH, Bad Aibling
Druck und Bindung: CPI books GmbH, Leck
ISBN 978-3-462-04649-6

Inhalt

Vorwort

Der Mann aus der Gletscherspalte braucht die Hilfe seiner Ärzte nur bedingt. Sie überwachen ihn zwar direkt nach der Rettung auf der Intensivstation, behandeln die Knochenbrüche und amputieren die abgefrorenen Zehen. Doch überlebt hat der 70-Jährige aus eigener Kraft. Er hat Kälte, Durst, Hunger und Angst getrotzt. Nur wie, das ist seinen Ärzten ein Rätsel.

Sechs Tage und Nächte hoffte der Bergsteiger in den österreichischen Alpen auf Rettung. Er rief um Hilfe, immer wieder. Er hüllte sich in eine große Rettungsfolie und atmete die angewärmte Luft in sein T-Shirt aus. Mit dem schmelzenden Eis versuchte er, seinen Durst zu löschen, ein paar Kekse und Schokoladenriegel stillten seinen Hunger kaum.

Am sechsten Tag hörten Wanderer seine Rufe, schnell war ein Rettungshubschrauber vor Ort. Der durchtrainierte Mann war schwach, sein Körper hatte sich nur um drei Grad abgekühlt. Puls, Blutdruck, Atmung – vieles war vollkommen normal. Mediziner erwarten unter diesen Umständen etwas anderes. Die Kälte, der Flüssigkeitsmangel – das Eiswasser enthält kaum lebenswichtige Elektrolyte –, die Angst: Dass der Mann nicht gestorben ist, ist eine medizinische Sensation.

Seine Ärzte können nur mutmaßen, wie ihm das gelungen ist.[1] Die Folie könnte ihn gerettet haben, vielleicht auch die vergleichsweise hohen Temperaturen um den Gefrierpunkt in einem der wärmsten Sommer in den Alpen.

Der Mann ist in diesem Sinne ein rätselhafter Patient der besonderen Art. Bei ihm suchen die Ärzte nicht nach der richtigen Diagnose, sie fragen sich vielmehr im Nachhinein, was ihn geschützt, gestärkt und gerettet hat. Als er ins Krankenhaus kommt, hat er seine Odyssee schon hinter sich.

Bei den rätselhaften Patienten in diesem Buch ist es umgekehrt. Sie haben seltsame Symptome und wissen nicht, woher diese kommen. Während die eine plötzlich nicht mehr sprechen kann, sprießen dem anderen Hunderte harte Knoten aus der Haut, ein Kind erkennt die eigenen Eltern nicht mehr und ein anderer kann von einem auf den anderen Moment nichts mehr sehen.

Diese Geschichten erzählen, wie es zugeht in den Krankenhäusern der Welt. Wie Ärzte durch falsche Fragen auf die falsche Fährte geraten. Und wie sensible Mediziner selbst aus Zwischentönen heraushören, wo das eigentliche Problem liegt. Sie erklären, warum Tee lebensgefährlich sein kann und eine gute körperliche Untersuchung manche Computertomografie ersetzen könnte. Und was ein Glas Wasser mit Würgereiz und Fledermäusen zu tun hat.

Die Fallberichte in diesem Buch entstammen unterschiedlichen internationalen Fachzeitschriften. Diese Case Reports sind für Mediziner wichtig: Internationale Leitlinien sollen diese Form des Wissensaustausches jetzt verbessern, damit etwa ein Neurologe in Berlin von den Fehlern seines Kollegen in Boston lernen kann.[2]

Diese Geschichten sollen dazu einladen, gemeinsam mit den Ärzten und Patienten die richtige Spur zu suchen. Testen Sie Ihr diagnostisches Gespür und finden Sie die richtigen Therapien, damit die Patienten am Ende gesund nach

Hause gehen können. So wie der 70-jährige Bergsteiger aus dem Gletscher: Während seine Ärzte in der Fachzeitung »Lancet« noch über seine Rettung rätselten, wanderte er schon wieder durch die Alpen.

Wir freuen uns, dass wir die Reihe »Ein rätselhafter Patient«, die jeden Samstag bei SPIEGEL ONLINE eine Vielzahl treuer Leser erreicht, als Buch präsentieren können. Für die Initiative hierzu danken wir Angelika Mette vom SPIEGEL-Verlag und Martin Breitfeld von Kiepenheuer & Witsch. Für die unermüdliche, geduldige und gewinnbringende Redigatur unserer Texte und das Ermöglichen der Serie danken wir unseren Kolleginnen Dr. Cinthia Briseño und Irene Berres. Schließlich danken wir beide unseren Familien für die unbezahlbare Unterstützung, ohne die es das Buch nicht geben würde.

Dr. Heike Le Ker & Dr. Dennis Ballwieser
Hamburg, im Oktober 2013

Erster Teil

55 wahre Geschichten

1 Geheimratsecken durch Körperkontakt

Geheimratsecken und Kahlschlag am Hinterkopf? Typisch Mann, könnte man meinen. Nicht jedoch im Fall einer 52-jährigen Frau, die scheinbar grundlos Haare verliert. Nach welchen Krankheiten fahnden die Mediziner und wie führt sie eine einzige Frage zur Lösung des Rätsels?

Es werden immer mehr Haare: Auf der Kleidung, in der Bürste – überall findet die 52-jährige Frau aus Lateinamerika ihr Kopfhaar. Seit einem Jahr geht das so, mittlerweile hat sie Geheimratsecken und eine kahle Stelle am Hinterkopf.

Als sie in einer Hautklinik um Rat bittet, untersuchen die Ärzte vor Ort nicht nur ihre Haare und ihre Kopfhaut, sie suchen auch nach einer Grunderkrankung, die den Haarausfall auslösen könnte. Dazu zählen etwa Anzeichen für Mangelernährung, Störungen der Schilddrüse, Vergiftungen oder eine Leberzirrhose. Doch die Frau erscheint den Ärzten topfit.

Allerdings verwundert die Ärzte das typisch männliche Muster des Haarausfalls, wie Carol Lattouf von der University of Miami im Fachblatt »Archives of Dermatology«[3] berichtet. Andere Anzeichen dafür, dass sie möglicherweise zu viele männliche Geschlechtshormone produziert, finden die Mediziner jedoch nicht: Die übrige Körperbehaarung der Frau ist typisch weiblich, sie leidet weder unter Übergewicht noch unter Akne.

Trotzdem suchen die Ärzte im Blut der Patientin nach Hinweisen auf Hormonveränderungen. So können etwa Tumore in den Eierstöcken, den Nebennieren oder im Gehirn dazu führen, dass bestimmte Hormone vermehrt ausgeschüttet werden und den Körper aus dem Gleichgewicht bringen.

Gut für den Mann, schlecht für die Frau

Bald werden die Ärzte fündig: Der Testosteronspiegel der Frau ist zu hoch. Per Ultraschall suchen die Mediziner nach einem Tumor in den Eierstöcken, doch die Organe sehen gesund aus. Erneut befragen sie ihre Patientin ausführlich, auch nach Erkrankungen ihres Ehemannes.

Damit sind die Ärzte dem Rätsel endlich auf der Spur: Der Mann verwendet seit über einem Jahr eine Testosteronsalbe, weil die Hormonproduktion in seinen Hoden gestört ist. Die Creme reibt er sich täglich auf den Oberarm und nimmt das Testosteron so über die Haut auf. Allerdings bleibt auch ein Teil des Wirkstoffs auf dem Arm oder den Händen zurück: Über Körperkontakt, Kleidung oder gemeinsam genutzte Bettwäsche und Handtücher hat auch die Frau das Hormon über die Haut aufgenommen – und in der Folge Haare verloren.

Häufig sind die Konsequenzen eines erhöhten Testosteronspiegels weitaus gravierender: Das Hormon kann bei Kindern eine vorzeitige Pubertät auslösen, die Klitoris vergrößert sich, und es kann zum Stimmbruch kommen. Bei Erwachsenen nehmen Körperbehaarung und Muskelmasse übermäßig zu, und Frauen können an Menstruationsstörungen leiden.

Die Maßnahmen im Fall der Patientin sind simpel: Zunächst muss der Ehemann das Gel an weniger exponierten Körperstellen auftragen und sich danach immer ausgiebig die Hände waschen. Die Patientin bekommt zudem ein Präparat mit dem Namen Minoxidil, das sie zweimal täglich auf die Kopfhaut aufträgt.

Mehr zum Thema

Androgenetischer Haarausfall Der androgenetische Haarausfall ist vererbbar und betrifft bis zu 50 Prozent aller Männer unter 50 Jahren. Er führt über eine erhöhte Empfindlichkeit der Haarfollikel gegenüber männlichen Sexualhormonen typischerweise zu Haarverlust im Stirnbereich (Geheimratsecken) und am Hinterkopf, im fortgeschrittenen Stadium bleibt nur ein Haarkranz stehen. Bei Frauen, von denen zehn bis 20 Prozent betroffen sind, dünnen die Haare am Scheitel aus.

Die Wirkung vieler Therapieansätze ist nur unzureichend belegt. Beim androgenetischen Haarausfall des Mannes ist die Wirksamkeit von einem Milligramm Finasterid täglich bewiesen, das die Bildung von Testosteron in Dihydrotestosteron, DHT, drosselt. Die Arznei ist verschreibungspflichtig. Ebenfalls erwiesen ist die Wirksamkeit des rezeptfreien Blutdruckmittels Minoxidil gegen androgenetischen Haarausfall bei Männern (Fünf-Prozent-Lösung) und bei Frauen (Zwei-Prozent-Lösung). Zudem können systemische Hormonpräparate beim Haarausfall der Frau helfen. Die Kosten der Arzneien werden nicht von den Krankenkassen erstattet, zudem sollte vor der Einnahme immer ein Arzt konsultiert werden.

Kreisrunder Haarausfall Die Ursache der sogenannten Alopecia areata ist vermutlich eine Autoimmunerkrankung des Körpers gegen die eigenen Haarfollikel. An rundlich begrenzten Stellen des Schopfes fallen die Haare komplett aus. In jedem zweiten Fall wachsen sie allerdings auch ohne Therapie wieder nach. In sehr seltenen Fällen kann es zu einem bleibenden Verlust aller Körperhaare kommen (Alopecia areata universalis).

Die Therapie der Alopecia areata ist nicht einfach. Hautärzte setzen vorübergehend Kortikoide systemisch oder lokal ein und versuchen mit Medikamenten, ein Kontaktekzem an der betroffenen Kopfhaut entstehen zu lassen. Mitunter kommen auch Bestrahlung mit UV-Licht, verschiedene Vitaminpräparate oder Öle zum Einsatz. Hochwertige wissenschaftliche Studien zur Alopecia areata sind rar, eine wirksame Standardtherapie gibt es daher nicht.

Diffuser Haarausfall Vom diffusen Haarausfall sind vor allem Frauen betroffen, bei denen die Dichte der Haare am gesamten Kopf abnimmt. Ursachen können hormonelle Veränderungen, Stress, Vergiftungen, Eisenmangel oder Infektionen sein. Die Therapie richtet sich nach der Ursache.

Rezeptfrei Rezeptfrei sind zahlreiche Haarwasser, Cremes und Nahrungsergänzungsmittel mit Wirkstoffen wie Cystin, Vitamin B oder Alfatradiol erhältlich. Ein wissenschaftlicher Nachweis der Wirksamkeit dieser Präparate fehlt.

2

Stress stoppt Stimme

Beruflicher Stress lässt den Blutdruck einer 56-jährigen Frau regelmäßig in die Höhe schnellen. Gleichzeitig wird sie heiser – eine rätselhafte Kombination. Die Ärzte suchen an den Stimmbändern nach der Ursache. Fündig werden sie allerdings an einer anderen Stelle.

Vor Kurzem erst war die 56-Jährige beim Hausarzt. Bluthochdruck sagte der, fortan müsse sie täglich eine Tablette schlucken, die ihre Blutgefäße vor Folgeschäden schützen soll. Wenige Wochen später kommt eine störende Heiserkeit hinzu, die immer dann besonders stark wird, wenn sie unter beruflichem Stress leidet. Die Frau sucht Rat bei Ärzten im Stuttgarter Robert-Bosch-Krankenhaus.

Die Mediziner tun sich zunächst schwer, einen Auslöser zu finden – Heiserkeit kann viele Ursachen haben. In etwa einem Drittel aller Fälle nennen Ärzte sie idiopathisch, was nichts anderes heißt, als dass niemand eine Ahnung hat, woher die Heiserkeit kommt.

Die Stuttgarter Ärzte vermuten einen Zusammenhang zwischen den hohen Blutdruckwerten der Patientin und ihrer Heiserkeit. Sie selbst hat bei sich Spitzenwerte von über 200 Millimeter Quecksilbersäule (mmHg) gemessen, normal sind Werte bis etwa 130 mmHg. Allerdings hat sie keine typischen Beschwerden, die auf eine Herzerkrankung hinweisen, etwa Brustschmerzen oder Kurzatmigkeit. Die Ärzte untersuchen sie, hören mit dem Stethoskop aber nichts Ungewöhnliches. Der Blutdruck ist mit 145 mmHg zu 80 mmHg fast normal, in den Blutwerten finden sie keine Auffälligkeiten. Auch das EKG und eine Röntgenaufnahme des Brustkorbs sehen normal aus.

Die Internisten schicken die Patientin weiter zum Hals-Nasen-Ohren-Arzt.[4] Der untersucht mit einem Spiegel die Stimmbänder der Patientin und findet die Ursache ihrer Heiserkeit: Das linke Stimmband ist gelähmt. Es bewegt sich beim Sprechen nicht mit und verschließt die halbe Luftröhre.

Verschlungene Wege eines wichtigen Nervs

Warum das Stimmband allerdings gelähmt ist, wissen die Ärzte noch nicht – doch sie haben einen Verdacht. Die Stimmbänder werden von einem Nerv versorgt, der im Körper einen ungewöhnlichen Weg zurücklegt: Vom Hals aus kommend schlingt sich der linke Teil des Nervs im Brustkorb kurz hinter dem Herzen einmal um die Hauptschlagader (Aorta) herum, dann erst steigt er wieder in den Hals auf. Daher auch der Name: Nervus laryngeus recurrens, der rückläufige Kehlkopfnerv.

Eine Computertomografie (CT) zeigt schließlich, was die Ärzte vermuteten: Die Hauptschlagader der Patientin ist kurz nach dem Ausgang aus dem Herzen stark erweitert, die Wände teilweise eingerissen. Mediziner sprechen von einem Aortenaneurysma, das zum Beispiel bei hohem Blutdruck oder bei Rauchern vermehrt auftritt. Immer wenn der Blutdruck der Patientin in die Höhe schnellt, drückt die Schlagader den linken Stimmbandnerv ab, der die linke Stimmlippe versorgt – die Patientin wird heiser.

Die Frau hat Glück, denn ein Aortenaneurysma kann lebensgefährlich sein: Es kann jahrelang ohne Beschwerden bestehen und ohne Vorwarnung reißen. Häufig kommt dann jede Hilfe zu spät, nur eine risikoreiche Operation kann die Patienten unter Umständen noch retten. Die Stuttgarter Ärzte schicken ihre Patientin zu den Gefäßchirurgen in der gleichen Klinik, wo das geweitete Stück der Hauptschlagader entfernt und durch eine Prothese ersetzt wird. Die Aorta kann dadurch den Nerv nicht mehr strapazieren.

Um ihre Gefäße zu schonen, muss die Patientin weiter blutdrucksenkende Medikamente nehmen, eine Sprachtherapie soll die Folgen der zeitweiligen Stimmbandlähmung mildern.

3 Ungebetener Gast

Mit Fieber kommt ein 45-jähriger Mann in die Klinik. Seit Tagen plagen ihn Bauchschmerzen. Ein Röntgenbild hilft nicht weiter, erst in der Computertomografie kommt den Ärzten etwas merkwürdig vor.

Seit Tagen quälen den Patienten hohes Fieber und Bauchschmerzen. Als er bei den Ärzten in der King Fahad Medical City im saudi-arabischen Riad ankommt, finden sie bei der Untersuchung nichts Ungewöhnliches.[5] In der Blutanalyse fällt ihnen eine erhöhte Zahl weißer Blutzellen auf, möglicherweise eine Entzündung. Auch einer der Leberwerte ist etwas zu hoch.

Die Mediziner schicken den Mann weiter zur Ultraschalluntersuchung. Dort wird schnell klar, dass in der Leber etwas nicht stimmt: Im rechten Lappen sehen die Ärzte eine flüssigkeitsgefüllte Höhle, einen Abszess. Der Rest der Leber sieht normal aus, ebenso Gallengänge und die Gallenblase. Die Ärzte stechen ihn mit einer Nadel an und entleeren ihn nach außen. Sie schicken eine Probe der Flüssigkeit ins Labor, um herauszufinden, was für die Abkapselung verantwortlich sein könnte.

Der Patient bekommt für zehn Tage ein Breitband-Antibiotikum, das gegen eine Vielzahl von Bakterien wirkt. Doch als der Befund aus dem Labor kommt, sind die Mediziner überrascht: Die Flüssigkeit im Abszess ist steril – es ist kein Erreger nachweisbar. Da der Patient nach der Behandlung aber kein Fieber mehr hat und es ihm besser geht, schicken die Ärzte ihn nach Hause.

Therapie erfolgreich, Patient wieder krank

Nur einen Monat später sitzt der Patient wieder vor den Ärzten in der größten Klinik Saudi-Arabiens. Sie werden misstrauisch, befragen ihn ausführlich. Doch der Mann gibt an, weder Alkohol zu trinken noch Drogen zu konsumieren. Wieder sehen die Mediziner in der Blutuntersuchung Hinweise für eine Entzündung. Sie lassen ein Röntgenbild machen, das den gesamten Bauch von den Rippenbögen bis hinunter zu den Hüften erfasst. Zu sehen ist nichts Ungewöhnliches.

Schließlich schieben die Ärzte ihren Patienten in einen Computertomografen (CT). Auf den Bildern sehen sie anschließend wieder einen Abszess, diesmal im linken Leberlappen. Die Höhle ist ziemlich groß, mehr als 300 Milliliter Flüssigkeit schwappen in der Abkapselung. Doch den Medizinern fällt noch etwas anderes auf, das sie sich zunächst nicht erklären können: ein über zwei Zentimeter langer dünner Gegenstand.

Einmal quer durch den Bauch

Jetzt wird der Patient zum Fall für die Chirurgen. Die öffnen seinen Bauch und tun das, was ihre Kollegen vor vier Wochen bereits einmal mit einer Nadel getan hatten: Sie schneiden den Abszess auf und entleeren ihn. Doch diesmal sehen sie auch den Fremdkörper, der für die Abkapselung verantwortlich ist: Sie bergen eine Fischgräte aus der Abszesshöhle. Wie diese Gräte in die Leber gelangen konnte, bleibt zunächst ein Rätsel.

Noch während der Operation fällt den Ärzten auf, dass ein Teil des Bauchfells mit Leber und Gallenblase verwachsen ist, genau an der Stelle, an der Leber und Zwölffingerdarm sich am nächsten kommen. Solche Verwachsungen (Adhäsionen) entstehen, wenn im Inneren des Bauches Verletzungen verheilen, zum Beispiel nach Operationen oder wenn ein Fremdkörper Darm und Leber verletzt hat.

Nachdem der Patient die Operation heil überstanden hat, befragen die Ärzte ihn genau. Tatsächlich kann er sich erinnern, Monate zuvor Fisch gegessen zu haben. Beschwerden hatte er damals allerdings keine. Um klären zu können, wie die Fischgräte vom Darm in die Leber gelangt war, untersuchen die Ärzte den Patienten schließlich noch endoskopisch und machen eine Magen-Darm-Spiegelung.

Im Zwölffingerdarm sehen die Ärzte eine chronisch entzündete Schleimhaut und kurz nach dem Ausgang aus dem Magen eine vernarbte Wunde. An dieser Stelle, so schließen sie, muss die Fischgräte die Darmwand durchstoßen haben. Nachdem der Patient nach der Operation aus dem Krankenhaus entlassen worden war, hatte er keine Beschwerden mehr.

4 Lebensgefährliches Kartoffelschälen

Beim Kochen verletzt sich eine 44-jährige Frau am Daumen. Drei Tage später führt der Kratzer sie zunächst zum Hausarzt, schließlich liegt sie drei Wochen lang im Krankenhaus. Der raschen Auffassungsgabe ihrer Ärzte verdankt die Patientin ihr Leben.

Es ist nicht mehr als ein vermeintlich harmloser Kratzer an der Fingerspitze. Beim Kartoffelschälen verletzt eine britische Lehrerin sich am Daumen. Doch drei Tage später fühlt sie sich unwohl, ihr ist, als hätte sie Fieber. An ihrem Daumen entdeckt sie dunkle Blasen. Die 44-Jährige geht zu ihrem Hausarzt.

Der erkennt, dass die Hand der Patientin entzündet ist. Der Daumen ist rot verfärbt, schmerzt und eine Schwellung breitet sich mittlerweile über die ganze Hand der Frau aus. Der Arzt schickt sie weiter in das Wexham Park Hospital im britischen Slough, in dem es eine Abteilung für Plastische Chirurgie gibt. Die Ärzte dort sollen sich die bakterielle Entzündung, eine Phlegmone, genauer ansehen, die der Hausarzt als Ursache der starken Schmerzen seiner Patientin vermutet.

Beim Eintreffen im Krankenhaus geht es der Patientin verhältnismäßig gut, berichten die behandelnde Ärztin Laura Dias und ihre Kollegen.[6] Die Frau hat einen stabilen Kreislauf, ihre Atmung ist normal. Sie gibt an, nicht zu rauchen, keine Allergien zu haben. In der Vergangenheit hatte sie eine Nasennebenhöhlenentzündung, außerdem funktioniert ihre Schilddrüse nicht richtig und sie leidet unter leichtem Asthma, gegen das sie einen Inhalator mit Steroidhormonen benutzt. Und dann sind da die dunklen Blasen an ihrem Daumen.

Nach der Blickdiagnose sofort in den OP

Die Ärzte nehmen Blut ab, im Laborergebnis fallen erhöhte Entzündungswerte auf. Zusätzlich untersuchen die Mediziner das Blut der kleinsten Blutgefäße in der Haut, der Kapillaren, aus dem sie unter anderem ablesen können, ob die Patientin Probleme mit der Atmung hat. Tatsächlich fällt ihnen etwas auf: Das Stoffwechsel-Abfallprodukt Laktat ist erhöht, der pH-Wert des Blutes erniedrigt. Diese veränderten Laborwerte können verschiedene Ursachen haben, da allerdings die verletzte Hand der Patientin mit Bakterien infiziert zu sein scheint, legen die Ergebnisse nahe, dass die Infektion sich bereits über die Hand hinaus im Körper ausbreitet.

Die Ärzte sind in höchstem Maße alarmiert. Bereits der Blick auf die geschwollene Hand mit dunklen Blasen lässt die Ärzte an eine gefürchtete Diagnose denken: die nekrotisierende Fasziitis. Sie bringen die Patientin direkt in den

Operationssaal. Dort entfernen sie das gesamte erkennbar infizierte Gewebe an der Hand. Schon während der ersten Minuten der Operation bricht der Kreislauf der Patientin zusammen, die Anästhesisten müssen ihren Blutdruck mit kreislaufstützenden Medikamenten aufrechterhalten. Dieser Schock ist eine erste Bestätigung des Verdachts der Ärzte: Während der Operation sind vermutlich von den Bakterien produzierte Giftstoffe in den Blutkreislauf der Patientin geschwemmt worden. Die Chirurgen nehmen mehrere Proben des infizierten Gewebes an der Hand.

Laboruntersuchungen bestätigen später die Diagnose der Ärzte, die Patientin litt tatsächlich an einer nekrotisierenden Fasziitis. Diese Infektionen werden meistens von Streptokokken ausgelöst, sie verlaufen besonders schwerwiegend und dramatisch schnell. Innerhalb von Stunden wandern die Bakterien entlang der Muskulatur durch den Körper, die Haut verfärbt sich dunkel, Blasen entstehen, schließlich sterben ganze Hautbereiche ab. Daher rührt auch der Name der Krankheit: Die Bakterien wandern an den Faszien entlang, die die Muskeln voneinander trennen, und hinterlassen abgestorbenes, also nekrotisches Gewebe.

Eine Woche Intensivstation

Die einzige Möglichkeit, die Patienten zu retten, sind eine schnelle Diagnose und eine rasche, aggressive Therapie. Von den Bakterien befallene Haut und Muskeln müssen sofort vom Chirurgen entfernt werden, gleichzeitig beginnen die Ärzte mit einer Antibiotikabehandlung gegen alle infrage kommenden Erreger. Nichtsdestotrotz müssen auch

Patienten, die gerettet werden können, meistens auf der Intensivstation behandelt werden, weil der Kreislauf unter der Infektion zusammenbricht. So auch bei der britischen Patientin.

Obwohl die Ärzte sofort die richtige Diagnose gestellt haben und die Patientin schnell operiert wird, muss sie eine Woche lang auf der Intensivstation behandelt werden. Sie wird noch zweimal an der Hand operiert, um wirklich sicher zu sein, dass kein mit Bakterien infiziertes Gewebe mehr vorhanden ist. Als Folge ihrer Sepsis, der bakteriellen Infektion des Blutes, droht auch ihre Lunge zu versagen. Doch nach insgesamt drei Wochen hat die Patientin nicht nur die nekrotisierende Fasziitis überstanden, sondern kann auch aus dem Krankenhaus entlassen werden.

Dass sie überlebt hat, verdankt sie der schnellen und richtigen Diagnose ihrer Ärzte. Wird die nekrotisierende Fasziitis nicht erkannt und nicht umgehend richtig behandelt, sterben bis zu drei Viertel der Betroffenen an der Infektion. Und selbst mit der korrekten Therapie kann mehr als ein Viertel der Patienten nicht gerettet werden.

5 Ein Brite erlebt sein blaues Wunder

Der Befund bei der Darmkrebs-Früherkennung alarmiert die Ärzte: Im Darm eines 69-Jährigen könnte es bluten, ein klarer Hinweis auf einen Tumor. Doch schließlich können sie Entwarnung geben – und entdecken eine ganz andere Ursache.

Bei der Früherkennungsuntersuchung auf Darmkrebs bekommen viele Patienten beim ersten Mal einen Guajak-Test in die Hand gedrückt. Ein solcher führt einen Mann ins General Hospital im britischen Sheffield. Die Stuhlproben, die er für den Test abgegeben hatte, färbten sich durch das Aufträufeln der Reaktionslösung – Wasserstoffperoxid – blau. Die Ärzte sind alarmiert, denn der Test weist Spuren von Blut im Stuhl nach, ein deutlicher Hinweis auf ein Krebsgeschwür im Darm.

Wie der behandelnde Arzt Nicolas Rabb und seine Kollegen berichten, wendet sich der Mann nach dem positiven Test an die Abteilung für Darmkrebsvorsorge.[7] Mit 69 Jahren leidet er an einer chronischen Lungenerkrankung (COPD) und Arteriosklerose in den Herzkranzgefäßen (koronare Herzkrankheit).

Weil der Guajak-Test – regelmäßig durchgeführt – zwar einen Hinweis auf einen Darmtumor liefern kann, allein bei Weitem aber nicht zuverlässig genug ist, untersuchen Rabb und seine Kollegen den Mann weiter. Sie machen eine Koloskopie, eine Untersuchung des Dickdarms bis in den Dünndarm. Ein flexibles Endoskop wird weit in den Darm hineingeschoben. An der Spitze befinden sich Licht und Kamera, über einen Bildschirm kann der Untersucher direkt auf die Schleimhaut des Darmes blicken. Bei der Koloskopie fällt den Ärzten eine Engstelle im Sigma auf, dem letzten Abschnitt des Dickdarms.

Eine weitere Untersuchung soll zeigen, was genau an dieser Stelle das Dickdarmlumen einengt: Die Ärzte füllen den Dickdarm des Patienten mit Bariumbrei und durchleuchten ihn mit Röntgenstrahlen. Weil Barium röntgendicht ist, können sie erkennen, wo im Darm sich der Brei ausbreiten kann. Auch hier fällt die Engstelle im Sigma auf.

Handelt es sich möglicherweise um einen Tumor, der ringförmig um den Darm herumwächst? Die Ärzte führen eine weitere Koloskopie durch, in der Hoffnung, an der Engstelle mehr zu sehen als beim ersten Versuch.

Erst im zweiten Anlauf finden Ärzte den entscheidenden Hinweis

Beim zweiten Anlauf gelingt es schließlich, den Grund für die Engstelle auszumachen: Mitten durch den Innenraum des Darms ist eine harte Struktur zu erkennen, die von Wand zu Wand reicht. Die Enden verschwinden in der Schleimhaut. Doch der untersuchende Arzt schafft es weder, den Fremdkörper mit einer durch das Endoskop geschobenen Zange zu greifen, noch eine Probe davon zu nehmen. Erneut befassen sich die Ärzte mit der Krankenakte des Patienten.

Der Mann war nur wegen seines positiven Guajak-Tests in die Klinik gekommen, aktuelle Beschwerden hatte er nicht angegeben. Allerdings war er in einem anderen Krankenhaus zwei Monate zuvor wegen Schmerzen in der linken Hüfte aufgenommen worden. Dort hatten die Mediziner eine Computertomografie (CT) gemacht und eine Divertikulitis diagnostiziert. Dabei entzünden sich Ausstülpungen (Divertikel) der Darmwand. Mithilfe von Antibiotika konnten die Ärzte dem Patienten helfen.

Auch Nicolas Rabb und seine Kollegen entscheiden sich jetzt für eine CT. In den Bildern entdecken sie die Struktur, die weiß leuchtend, hell wie Knochen auf CT-Bildern, inmitten des Darmes liegt – wo eigentlich kein Knochen zu erwarten wäre. Ein typischer Darmtumor sieht auf einer CT anders aus. Offensichtlich steckt ein Knochen im Dickdarm des Patienten, auf beiden Seiten steht er um mehrere Millimeter über die Darmschleimhaut hinaus und ragt so in die Bauchhöhle hinein. Nicht ein Tumor, sondern der Knochen war also wahrscheinlich die Ursache des versteckten Bluts im Stuhl des Mannes.

Obwohl der Knochen dem Mann keine Schmerzen bereitet, entscheiden sich seine Ärzte für eine Operation. Zu groß erscheint ihnen das Risiko, dass der Knochen doch noch Komplikationen hervorrufen könnte. Ihn einfach in einer weiteren Koloskopie zu zerbrechen und in Bruchstücken aus dem Darm zu entfernen, birgt aus Sicht der Mediziner ebenfalls zu viele Risiken. Schließlich entfernen Chirurgen das Sigma des Patienten. Anschließend untersuchen Pathologen den Fremdkörper: Vier Zentimeter misst der Knochen, die Schleimhaut des Patienten trägt Zeichen einer dauerhaften Entzündung.

In ihrer Fallbeschreibung stellen sich die Ärzte die Frage, ob der Knochen wirklich entfernt werden musste. Sie kommen zu dem Schluss, dass kein Weg daran vorbeiführte. Obwohl es Berichte gibt, nach denen Patienten bis zu 30 Jahre ohne Beschwerden mit Fremdkörpern im Darm lebten, doch dieser Mann hatte bereits einmal Beschwerden, die möglicherweise vom Knochen verursacht worden waren – beim nächsten Mal hätte eine Entzündung zu schwerwiegenden Komplikationen führen können.

Um was für einen Knochen es sich handelt, schreiben die britischen Mediziner nicht. Vermutlich hat der Patient ihn irgendwann mitgegessen.

6 Folgenreiches Missverständnis

Eine ältere Patientin schluckt regelmäßig Herztabletten. Dennoch fällt sie eines Tages plötzlich um, ihr Herz hat aufgehört zu schlagen. Nach der erfolgreichen Wiederbelebung machen ihre Ärzte sich auf die Suche nach der Ursache – und stoßen auf einen fatalen Irrtum.

Die 67-jährige Frau ringt nach Luft, kurz darauf wird sie bewusstlos. Als der Rettungsdienst im österreichischen Linz bei der Patientin eintrifft, stellen die Sanitäter beim ersten Elektrokardiogramm (EKG) des Herzens fest, dass die Patientin klinisch tot ist – in ihrem Herzen regt sich zwar noch elektrische Aktivität, doch es schlägt nicht mehr.

Es folgen 20 dramatische Minuten: Die Sanitäter versuchen, die Frau mit einer Herz-Lungen-Wiederbelebung zurück ins Leben zu holen. Dabei komprimieren sie rhythmisch den Brustkorb der Patientin, wodurch das Herz sich mit Blut füllen und dieses zumindest durch die wichtigsten Organe – Herz, Lunge und Gehirn – pumpen soll. Außerdem beatmen sie die Frau mit Sauerstoff, den das Gehirn am dringendsten benötigt. Bereits wenige Minuten nachdem das Herz stillsteht, drohen dem Hirn bleibende Schäden.

Um die Chancen auf eine Wiederbelebung weiter zu erhöhen, geben Notarzt und Sanitäter in regelmäßigen Abständen häufig nicht nur Medikamente, die den Kreislauf unterstützen sollen, sondern schocken auch das Herz mit Strom. Bei der Defibrillation fließen im Moment des Stromschocks mehrere Hundert Volt Spannung zwischen zwei Elektroden, die auf den Brustkorb gepresst werden. Zwar schweben Patienten, die einen solchen Elektroschock bekommen, nicht wie im Fernsehen über dem Boden, doch die frei werdende Energie sorgt für Muskelzuckungen im ganzen Körper. Was bei einem Herzstillstand die letzte Rettung sein kann, wäre für einen gesunden Menschen lebensgefährlich.

Tatsächlich gelingt es dem Rettungsteam, das Herz der österreichischen Patientin wieder zum Schlagen zu bringen. Damit ist die Lebensgefahr allerdings noch lange nicht gebannt. Wieso ist die Frau überhaupt bewusstlos geworden, wieso hörte ihr Herz auf zu schlagen?

Ein Herzschrittmacher muss den Takt vorgeben

Als der Rettungsdienst mit der Frau in der Notaufnahme des Krankenhauses der Barmherzigen Schwestern in Linz ankommt, stellen sich Daniel Kiblböck und seine Kollegen genau diese Frage. Sie berichten, bei der Aufnahme der Patientin auf die Intensivstation habe das EKG einen unregelmäßigen Herzrhythmus angezeigt.[8] An der Herzstromkurve können die Ärzte noch mehr ablesen: Der Stromfluss im Herz verläuft nicht normal.

Damit das Herz überhaupt so schlagen kann, dass es Blut in den Körper pumpt, muss sein Muskel durch elektrischen Strom so erregt werden, dass er sich in regelmäßigen Abständen zusammenzieht und wieder entspannt. Dafür sorgen spezialisierte Herzmuskelzellen: angefangen am Sinusknoten im rechten Herzvorhof, von dem aus die elektrische Aktivität sich verbreitet, bis zu weniger als haarbreiten Purkinje-Fasern in den Wänden der Herzkammern, in denen das Reizleitungssystem endet.

Bei der österreichischen Patientin ist der ungehinderte Stromfluss entlang dieses Reizleitungssystems unterbrochen, und zwar am Übergang von den Herzvorhöfen (Atrien) in die Herzkammern (Ventrikel). Ärzte sprechen vom Atrioventrikular(AV)-Block. Die Intensivmediziner behandeln die Frau mit Medikamenten und geben ihrem Herzen mit einem vorläufigen Herzschrittmacher den Takt vor.

Dann machen sich die Ärzte auf die Suche nach der Ursache des Herzstillstandes. Los geht es mit einer Untersuchung im Herzkatheterlabor. Ein verschlossenes Herzkranzgefäß und der daraus folgende Infarkt des von diesem Gefäß versorgten Teils des Herzmuskels würden die plötzliche Bewusstlosigkeit und den Kreislaufstillstand erklären – doch Hinweise dafür finden die Ärzte bei der Untersuchung nicht.

Ein Medikament im Visier

Daniel Kiblböck und seine Kollegen befragen den Ehemann der Patientin ausführlich. Dabei kommt heraus, dass der Hausarzt der Frau ein Medikament verschrieben hat, das unregelmäßig schlagende Herzen wieder in den richtigen Takt bringen soll. Das halten Kiblböck und seine Kollegen für gewagt, denn die Frau hatte bereits vor ihrem Herz-Kreislauf-Stillstand eine Störung in ihrem Reizleitungssystem, bei der man das Mittel, Flecainid, eigentlich nicht mehr verwendet. Doch der wahre Grund für den Kreislaufstillstand liegt vermutlich woanders.

Der Hausarzt hatte seiner Patientin die Flecainid-Tabletten für den Notfall verschrieben, für Situationen, in denen sie ihr Herz unregelmäßig schlagen fühlt. Die Frau allerdings hatte etwas anderes verstanden – und nahm täglich zwei Tabletten mit dem Wirkstoff. Weil sie außerdem auch noch an einer chronischen Nierenerkrankung litt, schied ihr Körper das Medikament langsamer aus als bei gesunden Menschen. Diese Kombination aus einem kritisch hohen Blutspiegel des Medikaments und einem geschädigten Reizleitungssystem reichte offensichtlich aus, um das Herz der alten Dame zu stoppen, schließen die Ärzte in ihrem Bericht.

Nach 24 Stunden, in denen die Mediziner die Körpertemperatur der Patientin senken und der vorläufige Herzschrittmacher weiterarbeitet, sieht das EKG der Frau wieder in etwa so aus wie vor dem Kreislaufstillstand. Neun Tage nach dem kurzen Tod können die Ärzte ihre Patientin wieder nach Hause entlassen.

7 Atemlos

Pünktlich zum Jahreszeitenwechsel kämpft eine junge Inderin jedes Mal mit denselben Beschwerden: Atemnot, Schnupfen und übermäßiger Niesreiz führen sie ins Krankenhaus. Dort machen die Ärzte eine schier unglaubliche Entdeckung.

Die 26-jährige Frau fühlt sich normalerweise gesund. Zum Jahreszeitenwechsel zwischen Winter- und Sommermonsun allerdings leidet die Inderin aus dem nördlichen Bundesstaat Uttar Pradesh regelmäßig unter Beschwerden wie ein Allergiker: Ihre Nase ist verstopft, sie bekommt nur noch schlecht Luft, der Brustkorb ist eingezwängt. Außerdem muss sie ständig niesen.

Die Mutter der jungen Inderin ist Asthmatikerin. Vielleicht leidet ja auch die Tochter unter der Lungenkrankheit, bei der sich die Patienten mit dem Atmen schwertun? Ram Avadh Singh Kushwaha und seine Kollegen von der King George's Medical University in der Hauptstadt Lucknow versuchen beim Besuch der jungen Frau in ihrer Abteilung für Lungenkrankheiten die Ursache der regelmäßig wiederkehrenden Beschwerden zu finden.[9]

Doch die Anamnese der Patientin gibt für die Mediziner nicht viel her: Über die Symptome hinaus ist nichts Auffälliges bekannt. Bei der körperlichen Untersuchung fällt den Ärzten auf, dass der Puls der Patientin etwas schnell ist, das Herz schlägt 114 Mal in der Minute – 60 bis 100 Schläge gelten als normal. Zudem atmet die junge Frau auffallend schnell, sie nimmt 19 Atemzüge pro Minute, ein ruhender Erwachsener sollte mit 15 auskommen.

Als die Ärzte die Patientin genauer beobachten, sehen sie, dass die rechte Körperhälfte sich bei der Atmung nicht so mitbewegt wie die linke. Sie klopfen die Lunge ab, um eventuelle Abweichungen vom erwarteten lauten und tiefen Klopfschall der gesunden Lunge erkennen zu können. Tatsächlich klingt der Klopfschall auf der rechten Brustkorbseite dumpf. Beim Abhören mit dem Stethoskop sind die Atemgeräusche auf der rechten Seite zwar zu hören, aber leiser als auf der linken. Auf der linken Seite stört dagegen ein Rasseln das normalerweise klare Atemgeräusch.

Mit dem rechten Lungenflügel stimmt etwas nicht

Die Ärzte lassen den Brustkorb der Patientin röntgen. Im Bild sehen sie einen weißen Schatten auf der rechten Seite, nur ein winziger Teil der rechten Brustkorbhälfte scheint mit Luft in der Lunge gefüllt zu sein. Dass etwas mit dem rechten Lungenflügel nicht stimmt, ist spätestens jetzt klar. Noch etwas fällt auf der Aufnahme sofort auf: Das Herz sitzt nicht am richtigen Fleck, sondern offensichtlich in der rechten Körperhälfte. Als Nächstes wird die Patientin in den Computertomografen (CT) geschoben.

Die CT-Aufnahmen enthüllen eine kleine Sensation: Die 26-jährige Frau hat keinen rechten Lungenflügel. Auf den Bildern erkennen die Ärzte nicht nur, dass er fehlt, sie sehen auch, wie der überblähte linke Flügel das Herz in die rechte Brustkorbhälfte verdrängt.

Bei einer Bronchoskopie können die Mediziner auch in der Luftröhre die Fehlbildung nachvollziehen: Auf Höhe des vierten Brustwirbels, dort, wo sich die Luftröhre normalerweise in einen linken und einen rechten Hauptbronchus teilt, befindet sich – nichts. Erst weiter unten zweigen die Bronchien für die beiden Lappen des linken Flügels ab.

Die fehlende Anlage eines Lungenflügels, Lungenagenesie genannt, ist extrem selten. Störungen bei der Entwicklung in den ersten Wochen der Schwangerschaft sind die Ursache. Ob die Auslöser genetisch oder äußere Einflüsse wie Vergiftungen oder Infektionen waren, lässt sich später im Leben nicht feststellen. Die Hälfte der betroffenen Kinder wird tot geboren oder stirbt kurz nach der Geburt. Häufiger fehlt der linke Lungenflügel, das Fehlen des rechten ist schwerwiegender, da die Gefäße durch eine größere Verdrängung im Brustkorb stärker in Mitleidenschaft gezogen werden. Bei vielen Patienten ist aber nicht nur die Lunge fehlgebildet, es kommen noch andere Entwicklungsstörungen hinzu. Die meisten Betroffenen leiden unter Beschwerden wie regelmäßigen Infektionen. Dass eine Patientin, offensichtlich ohne größere Schwierigkeiten, 26 Jahre alt wird, bevor die Diagnose gestellt wird, ist die große Ausnahme.

Durch weitere Atemtests finden die indischen Ärzte heraus, dass die junge Frau tatsächlich an Asthma leidet. Mithilfe von Medikamenten, die die Bronchien weiten, behandeln sie die Beschwerden. Einen Monat später geht es der Patientin gut, einen Teil ihrer Medikamente kann sie bereits absetzen.

8 Atemnot nach Handverletzung

Eine Fehleinschätzung bringt einen Japaner in Lebensgefahr: Nach einem Unfall, bei dem der 49-Jährige ein Fingerglied verliert, versorgen die Chirurgen ihren Patienten nach fast allen Regeln ihrer Kunst – zwei Wochen später ringt er mit dem Tod. Was haben die Ärzte übersehen?

Für die Handchirurgen im japanischen Omura sieht der Unfall nach Routinearbeit aus: Ein 49-Jähriger hat sich bei der Arbeit die rechte Hand zwischen einem Gaszylinder und dem Betonboden gequetscht. Das Endglied seines Mittelfingers wurde dabei abgetrennt, der Ringfinger ist gebrochen. Da der Mann Handschuhe getragen hat, sieht die Wunde sauber aus. Ein Rettungswagen bringt den Verletzten mitsamt dem amputierten Fingerglied ins National Nagasaki Medical Center.

Die plastischen Chirurgen beginnen dort sofort mit dem, was in einem solchen Fall ihr medizinischer Standard ist: Sie betäuben die Nerven in der rechten Achselhöhle des Mannes und können so die Wunde mit viel steriler Flüssigkeit reinigen und kleine Teile der verletzten Haut abtrennen.[10] Dabei gehen sie besonders vorsichtig vor, um die winzigen Blutgefäße und Nerven nicht noch weiter zu schädigen.

Obwohl Haut und Muskeln des amputierten Fingerglieds gequetscht sind und der Knochen teilweise zertrümmert ist, entscheiden sich die Ärzte dazu, es wieder anzunähen: Das Gelenk wird neu fixiert, die Venen und Arterien mit den Gefäßen in dem abgetrennten Fingerstück verbunden. Den Bruch im rechten Ringfinger richten die Chirurgen mit einer Metallschiene.

Nach der Operation geht es dem Patienten gut. Er bleibt zur Beobachtung und für die Wundversorgung im Krankenhaus. Doch die Fingerkuppe des Mittelfingers verfärbt sich langsam schwarz, sie wird nicht ausreichend mit Blut versorgt. Deshalb entscheiden sich die Mediziner nach zwei Wochen zu einem weiteren chirurgischen Eingriff: In einem sogenannten Schwenklappen verlegen sie ein Stück einer Arterie auf die Fingerkuppe, sodass diese wieder durchblutet wird.

Ein fataler Fehler

Sechs Tage später beginnt für den Mann eine Krankheitsodyssee, mit der niemand gerechnet hatte: Er klagt über zunehmende Rückenschmerzen, bekommt Muskelkrämpfe und kann seinen Kiefer kaum noch öffnen. Die Ärzte sind alarmiert. Sie inspizieren die Wunde rund um den neu verlegten Hautlappen – eine weißliche Flüssigkeit tritt aus. Sofort öffnen sie die Wunde und spülen sie mit steriler Flüssigkeit. Obwohl sie in der Wunde keine Keime finden, sind sie sicher: Der Mann hat Tetanus.

Das auslösende Bakterium Clostridium tetani kommt in der Erde oder in Staub vor und sondert bei einer Infektion lebensgefährliche Gifte (Toxine) ab. Weil die Ärzte die Wunde für sauber hielten, haben sie ihrem Patienten nicht die normalerweise übliche sogenannte Simultanimpfung, bestehend aus abgeschwächten Toxinen und Antikörpern, gegeben – ein fataler Fehler. In ihrem Artikel über den Fall schreiben sie: »Die Gabe der Toxine und der Antikörper hätte erfolgen müssen aufgrund der Annahme, dass der Mann keine Basisimmunität gegen Tetanus hat.« Bei geimpften Personen hält die Schutzwirkung rund zehn Jahre an – in vielen Teilen der Welt, so auch in Japan, sind Menschen über 40 daher immer seltener geschützt.

Tetanus ist eine lebensgefährliche Erkrankung, die ohne Behandlung zur Erstickung führt. Dem 49-Jährigen geht es immer schlechter. Schon leichter Lichteinfall und die Reinigung der Wunde lösen bei ihm schwere Krämpfe aus. Er muss beatmet werden. Zehn Tage lang kämpft er mit Anfällen. Dann erholt sich sein Körper langsam.

Die Ärzte können seine Medikamente reduzieren, er kann wieder allein atmen. Zwölf Wochen nach dem Unfall kann der Mann gesund wieder nach Hause gehen, seine Wunden sind gut verheilt. Zurück bleiben aber die nach dem Unfall leicht gekrümmten Finger – aufgrund der schweren Tetanus-Erkrankung war eine frühe, gezielte Rehabilitation seiner Finger nicht möglich.

Baby in Not

9

Ein Säugling muss ständig erbrechen, seine Mutter ist ratlos. Die Ratschläge des Hausarztes helfen nicht weiter, es geht dem Kind immer schlechter. Erst Mediziner im Krankenhaus decken auf, was dem kleinen Patienten wirklich fehlt – sie operieren ihn praktisch in letzter Minute.

Dass ihr Baby oft spuckt, kennt eine Mutter in England bereits: Schon als der Junge zwei Wochen alt war, hatte er häufig erbrochen. Doch der Arzt schickte die besorgte Mutter nach Hause und verordnete dem Kind Medikamente, die die Magensäure neutralisieren.

Eine Woche später suchte die Mutter den Arzt erneut auf, denn das Baby spuckte weiterhin, außerdem hatte es nur selten Stuhlgang. Diesmal entließ der Mediziner Mutter und Kind mit Diätratschlägen.

Schließlich suchte die Frau noch ein drittes Mal Rat bei dem Arzt, weil ihr Kind weiterhin unter Verstopfungen litt und auffällig reizbar und aufgeregt war. »Typische Symptome von Koliken bei Neugeborenen« lautete daraufhin die Diagnose des Mediziners.

Die Krankenhausärzte sind sofort alarmiert

Doch jetzt geht es dem mittlerweile vier Monate alten Jungen schlechter als je zuvor: Er erbricht mehrfach eine gallige Flüssigkeit, er weint, ist nervös und verweigert jede Form von Nahrung. Stuhlgang hatte er das letzte Mal vor zwei Tagen. Diesmal geht die Mutter nicht zur Arztpraxis, stattdessen sucht sie Hilfe in der Universitätsklinik in Cardiff. Die Ärzte sind sofort alarmiert, als sie den Jungen sehen und die Geschichte hören. Sie befürchten, dass der Arzt ein Problem bei dem Kind übersehen hat, das tödliche Folgen haben könnte.

Schnell untersuchen die Mediziner ihren kleinen Patienten: Sein Bauch ist weich, doch er reagiert empfindlich auf Druck. Da der Junge nichts mehr trinkt, sind seine Schleimhäute ausgetrocknet. Herzschlag und Herztöne, Atemfrequenz und Blutanalysen sind unauffällig, er hat kein Fieber, die Ärzte finden keinen Hinweis auf eine Infektion.

Als Nächstes schicken die Ärzte den Jungen zum Röntgen. Mithilfe von Kontrastmittel stellen die Radiologen fest, was sie bereits befürchtet haben: Der Darm des Kindes ist stark verengt, das Kontrastmittel hinterlässt an dem Engpass nur eine winzige, korkenzieherartige Spur. Damit handelt es sich bei dem Jungen um einen Notfallpatienten – der drei Monate lang nicht erkannt wurde.

Operieren – so schnell wie möglich!

Im Krankenhaus ist das weitere Vorgehen jetzt klar: Das Kind muss sofort operiert werden, damit die Ärzte die Ursache für die Verengung beheben können. Bei dem Eingriff entdecken die Chirurgen, dass sich der Darm des Jungen während der Entwicklung im Mutterleib nicht so gedreht hat, wie es normalerweise der Fall ist. Dadurch können sich Darmschlingen ineinander verflechten und den Darm abklemmen.

Dieses Problem an sich ist schon gefährlich genug, denn die im Fachjargon Malrotation genannte Verdrehung kann nicht nur Erbrechen auslösen, auch Schmerzen und Mangelernährung können die Folge sein. Schließlich ist der Darm dafür zuständig, Nährstoffe in das Blut zu filtern. Das Baby ist allerdings in einer akut lebensbedrohlichen Situation: Aufgrund der falschen Drehung hat sich zusätzlich noch ein sogenannter Volvulus gebildet, bei dem die Blutzufuhr des Darms abgeschnürt wird.

Die Chirurgen operieren gerade noch rechtzeitig: Das Darmgewebe ist noch nicht zerstört, sie können die Schlingen an den richtigen Stellen im Bauchraum platzieren. Im »British Medical Journal« schreiben die Mediziner über ihren Patienten: »Jede weitere Verzögerung, und wenn es nur Stunden gewesen wären, hätte zu einer vollständigen Zerstörung des mittleren Abschnitts des Darms führen können. Das hätte möglicherweise eine Entfernung des Darmabschnittes zur Folge gehabt und zum Kurzdarmsyndrom geführt.«[11]

Trotz der zunächst übersehenen Hinweise auf die schwere

Darmerkrankung haben Mutter und Kind noch einmal Glück im Unglück gehabt: Das Baby übersteht am Ende alles gut. Nach der Operation erholt es sich gut und darf schon wenige Tage später wieder nach Hause.

10 Mama, wer bist du?

Mutter und Vater sind plötzlich nicht mehr dieselben: Sie sind Betrüger, die ihr Kind vergiften wollen. Das denkt ein elfjähriges Mädchen und bringt dadurch sich und das Leben seiner Eltern ins Wanken. Der Fallbericht zeigt, wie traumatisierend Illusionen sein können – und was helfen kann.

Elf Jahre alt ist das Mädchen, als seine Welt plötzlich aus den Fugen gerät: Die Eltern verreisen für kurze Zeit – ohne ihre Tochter. Dann kehren sie wieder nach Rom zurück. Doch es sind nicht ihre Eltern. Zwar sehen sie aus wie zuvor, aber es sind andere Menschen. Die Eltern wurden durch Betrüger ersetzt, die das Mädchen vergiften wollen.

Die Elfjährige ist sich sicher: Sie werden sie töten. Ihre Familie, ihr Vertrauen, ihre Sicherheit – alles ist fort.

Bald hört das Mädchen überall Stimmen. Es kann sich nicht verstecken, nicht weglaufen. Die Doppelgänger der Eltern tun so, als gäbe es die Stimmen nicht. Die Elfjährige muss sich gegen ihre Mordversuche wehren.

Sie hat Angst, versteckt sich, weint, kann nicht mehr schlafen, keine Ruhe finden.

Schließlich kommt das Mädchen in das Kinderkrankenhaus Bambino Gesù in Rom. Die Ärzte dort sehen ein verschrecktes, ängstliches Kind, mit dem sie nur schwer Kontakt aufnehmen können. Die Eltern berichten über aggressive Phasen. Schon seit einigen Monaten sei ihre Tochter antriebsloser als zuvor. Sie sei zwar schon immer schüchtern gewesen, doch in letzter Zeit habe sie sich immer mehr zurückgezogen und eine unkontrollierbare Angst vor ihnen entwickelt.

Liebesentzug von den Eltern

Die Eltern fühlen sich schuldig, weil das Kind ihnen misstraut. Aber sie sind auch frustriert und wütend, dass ihre Tochter sie nicht erkennt und ihnen unterstellt, sie wollten ihr wehtun. Liebevoll zuwenden können sie sich ihr kaum noch.

Die Ärzte beginnen mit einer Reihe von Untersuchungen.[12] Körperlich ist das Kind gesund, es gibt keine Auffälligkeiten im Blut oder in den Kernspin-Aufnahmen vom Gehirn. Mit zahlreichen Fragen, Aufgaben und Spielen versuchen Psychiater zu ergründen, wie die Innenwelt des Kindes aussieht.

Nach langen Gesprächen und Recherchen steht ihre Diagnose fest: Das Mädchen leidet unter dem sogenannten Capgras-Syndrom. Dieses extrem seltene Krankheitsbild äußert sich als isolierte Illusion, bei der die Betroffenen fest glauben, nahestehende Personen seien durch Doppelgänger ausgetauscht worden.

Möglicherweise spielt es eine Rolle, dass die Betroffenen Probleme haben, bekannte Gesichter mit ihren Gefühlen in Verbindung zu setzen. Obwohl es bereits einige Untersuchungen der Hirnaktivität bei Patienten mit Capgras-Syndrom gibt, sind weder die genaue Ursache noch die pathologischen Vorgänge im Gehirn genau erforscht.

Mitunter treten gleichzeitig Symptome auf, die zur Schizophrenie gehören, wie etwa akustische Halluzinationen oder das Gefühl, die Gedanken würden von außen gesteuert. Das Mädchen ist zusätzlich depressiv.

Botenstoffe im Gehirn neu steuern

Die Ärzte verschreiben dem Kind Risperidon. Dabei handelt es sich um ein Neuroleptikum, das in den Hirnstoffwechsel eingreift. Das Medikament hemmt bestimmte Rezeptoren des Botenstoffs Dopamin, die bei der Entstehung von Schizophreniesymptomen eine Rolle spielen. Ob und in welcher Form das Mädchen eine begleitende Psychotherapie bekommt, dokumentieren die Mediziner in ihrem Fallbericht nicht.

Einen Monat später geht es dem Mädchen nur wenig besser. Zwar leidet es nicht mehr so sehr unter den Stimmen, die es hört. Aber die Illusionen und Ängste sind geblieben, es ist weiterhin traurig, zurückgezogen und depressiv. Die Psychiater kombinieren mit dem Neuroleptikum nun ein Antidepressivum, das den Kreislauf anderer Signalstoffe im Gehirn beeinflusst. Weitere vier Monate später sind die verstörenden Illusionen, dass die Eltern ausgetauscht worden seien, verschwunden. Auch die depressiven Gefühle sind weniger geworden.

Die beiden zentral wirksamen Medikamente können schwere Nebenwirkungen haben: Das Antidepressivum kann den Antrieb so stark steigern, dass die Patienten stärkere Suizidgedanken bekommen. Durch das Neuroleptikum nehmen sie mitunter an Gewicht zu und bewegen Arme, Beine, Kopf oder Rumpf, ohne dass sie die Bewegungen steuern können.

Das Mädchen verträgt die Medikamente allerdings gut. Weil auch ihre zwanghaften Ideen und Ängste und die Depression deutlich zurückgegangen sind, entscheiden sich die Ärzte, ihr die starken Medikamente trotz der Risiken weiterhin zu verordnen.

11 Kaiserschnitt zwischen Leben und Tod

Vier Kinder hat die 43-jährige Frau schon geboren, ohne Probleme und auf natürlichem Weg. Doch das fünfte Kind müssen Ärzte per Not-Kaiserschnitt auf die Welt holen, nachdem die Schwangere mit heftigen Blutungen in die Klinik kommt. Kurz nach der Geburt bleibt plötzlich das Herz der Mutter stehen.

Vier problemlose Schwangerschaften hat die 43-jährige Frau schon hinter sich, alle Kinder konnte sie komplikationslos zur Welt bringen, alle auf natürlichem Weg. Doch jetzt kommt die hochschwangere Frau – es sind nur noch vier Wochen bis zum errechneten Geburtstermin – mit starken Blutungen ins Massachusetts General Hospital in Boston, dem Lehrkrankenhaus der renommierten Harvard Medical School. Diesmal ist nichts in Ordnung.

Schon zweimal musste die Patientin in dieser Schwangerschaft wegen Blutungen behandelt werden, allerdings hatte sich das Problem beide Male mit Bettruhe und Medikamenten beheben lassen. Bei den Untersuchungen war den Medizinern bereits aufgefallen, dass der Mutterkuchen der Frau, die Plazenta, in der Nähe des Geburtskanals liegt. Diese im

Fachjargon Placenta praevia genannte Fehllage kann eine natürliche Geburt unmöglich machen.

Diesmal sind ihre Ärzte daher alarmiert, berichten der Gynäkologe Jeffrey Ecker und seine Kollegen.[13] Die schwere Blutung gefährdet Mutter und Kind, ihre Blutwerte sind bereits aus dem Gleichgewicht geraten – die Ärzte entscheiden sich für einen Not-Kaiserschnitt.

Weiße Lippen, stockende Atmung

Die Patientin bekommt eine Spinalanästhesie, eine regionale Betäubung, bei der die Gebärende keinen Schmerz durch den Kaiserschnitt verspürt, während des Eingriffs aber wach ist. Kurz danach holen die Geburtshelfer einen gesunden Jungen auf die Welt. Sie entnehmen auch die Plazenta, anschließend verschließen sie die Operationswunde.

Plötzlich verlangsamt sich der Herzschlag der Frau: In weniger als einer Minute fällt ihre Herzfrequenz von 81 Schlägen pro Minute – einem normalen Wert – auf zunächst 42 Schläge und schließlich knapp über 30 Schläge pro Minute. Die Patientin klagt über Schmerzen, greift sich an die Brust, verdreht die Augen und wird bewusstlos. Ihre Lippen werden weiß, die Atmung stockt.

Die Anästhesisten reagieren schnell: Sofort legen sie der jungen Mutter einen Beatmungsschlauch in die Luftröhre. Zwar sehen die Ärzte auf dem EKG noch die typischen elektrischen Erregungen des Herzens, und sie hören, wie sie über den Beatmungsschlauch Luft in die Lunge blasen und diese wieder zurückströmt – doch sie können weder einen Puls messen, noch zeigen die Überwachungsgeräte eine funktionierende Atmung an. Das Herz der Patientin steht still.

Das Medizinerteam startet die Herz-Lungen-Wiederbelebung, die Reanimation. Gleichzeitig beginnt die fieberhafte Suche nach der Ursache der plötzlichen Katastrophe.

Herzinfarkt? Narkosefolge? Embolie?

Hätte die Frau nicht gerade eben per Kaiserschnitt ein Kind zur Welt gebracht, wäre die wahrscheinlichste Ursache im Herzen der Patientin zu suchen. Allerdings gab es vor der Geburt keine Hinweise auf Herz-Kreislauf-Probleme der Frau, und die gibt es auch jetzt nicht. Denkbar wäre auch ein durch die Spinalanästhesie ausgelöstes Problem. Allerdings ist seit dem Beginn der Schmerzbehandlung schon eine ganze Weile vergangen, sodass ein Zusammenhang mit der Narkose unwahrscheinlich erscheint.

Die behandelnden Ärzte fürchten daher eine andere Komplikation: eine sogenannte Embolie, die zu einem plötzlichen Kreislaufstillstand führen kann.

Bei einer Embolie verstopft ein Blutgefäß. Am häufigsten und bekanntesten sind die Folgen von Beinvenenthrombosen: Dabei lösen sich Blutpfropfen in den Blutgefäßen der Beine, werden in die Lungengefäße gespült und verstopfen diese – der Zwischenfall kann schnell tödlich enden. Eine solche Embolie ist bei dieser Patientin unwahrscheinlich. Bei einem Kaiserschnitt könnte auch Luft in die Blutgefäße gelangt sein. Schließlich bleibt eine Fruchtwasserembolie:

Während der Geburt kann Fruchtwasser durch die Plazenta in den Blutkreislauf der Mutter gelangen.

Mutter an der Herz-Lungen-Maschine

Fruchtwasserembolien sind extrem selten – es kommt nur bei einer von 10 000 bis zu einer von 100 000 Geburten zu einem solchen Problem. Doch wenn sie auftreten, sterben bis zu 20 Prozent der Patientinnen. Was genau die Fruchtwasserembolie auslöst, wodurch es zu Herzversagen, Lungenversagen und schließlich dem Zusammenbruch des gesamten Kreislaufs kommt, wissen Mediziner bis heute nicht.

Das in den Blutkreislauf der Mutter gelangende Fruchtwasser scheint eine Vielzahl von Reaktionen auszulösen, die einer allergischen Reaktion ähneln und dafür sorgen, dass die Lungengefäße dem Herzen einen so großen Widerstand bieten, dass die Pumpfunktion nach kurzer Zeit versagt. Anschließend kommt es häufig zu Blutungen. Eine Fruchtwasserembolie, schreiben die Harvard-Mediziner, sei »unvorhersehbar und nicht abwendbar«.

Nach einer Ultraschalluntersuchung des Herzens noch während der Reanimation legen sich die Ärzte fest: Sie gehen von einer Fruchtwasserembolie aus, nachdem sie keine Hinweise auf andere Probleme der Frau finden können. Um Herz und Lunge zu ersetzen, schließen sie die Patientin an eine Herz-Lungen-Maschine (ECMO), die so lange das Blut mit Sauerstoff anreichert und durch den Körper pumpt, bis die Organe der Mutter sich hoffentlich erholt haben.

Bereits nach einer Nacht auf der Intensivstation können die Ärzte die Herz-Lungen-Maschine wieder ausstellen, das Herz der Patientin schlägt wieder. Nach einer Woche am Beatmungsgerät entfernen die Ärzte auch den Schlauch aus der Luftröhre. In den ersten zehn Tagen nach dem Aufwachen hat die Patientin noch Probleme mit dem Sprechen, doch nach insgesamt einem Monat im Krankenhaus darf sie die Klinik mit ihrem gesunden Baby wieder verlassen.

12

Wasserglas des Grauens

Ein Mann kommt ins Krankenhaus, weil er Schwierigkeiten beim Trinken hat: Sieht er ein gefülltes Glas, muss er würgen. Die Angst vor Wasser ist so groß, dass er nicht einmal mehr duschen kann. Kurz zuvor hatte der Patient sich noch gesund gefühlt – doch sein Zustand verschlechtert sich dramatisch.

Fünf Tage bevor er ins Krankenhaus kommt, fühlt sich der 63-jährige Mann noch gesund. Einen Tag später beginnt sein linker Ellbogen plötzlich zu schmerzen. Ein Schmerzmittel verschafft ihm Linderung. Dann kommen Beschwerden im rechten Arm hinzu, und er hat keinen Appetit mehr.

Tags darauf fällt ihm das Sprechen schwer. Und der Mann macht eine weitere merkwürdige Erfahrung: Will er ein Glas Wasser trinken, überkommt ihn ein Würgereiz. Er ringt nach Luft und kann das Wasser nicht herunterschlucken. Erst wenn er die Flüssigkeit ausspuckt, löst sich seine Panik. Erneute Versuche, etwas zu trinken, bleiben erfolglos.

Am Tag bevor der Mann die Notaufnahme aufsucht, kann er schließlich nicht mehr duschen – die Angst vor dem

Wasser ist zu groß. Das Sprechen fällt ihm immer schwerer, zusätzlich juckt es ihn im Nacken. Er fürchtet, einen Schlaganfall erlitten zu haben, und fährt in die Klinik.

Dort untersuchen ihn die Ärzte. Seine Körpertemperatur ist mit 37,8 Grad Celsius leicht erhöht, sein Puls normal (97 Schläge pro Minute). Der Blutdruck ist normal, aber er atmet angestrengt und schnell und ist ängstlich. Die Mediziner wollen ihren Patienten probeweise Wasser und Saft trinken lassen. Doch in dem Moment, in dem sich der Becher seinem Mund nähert, würgt der Mann. Beim Versuch, die Flüssigkeiten zu schlucken, muss er husten. Festes Essen dagegen bereitet ihm keine Schwierigkeiten.

Weiter in die nächste Klinik

Den Ärzten fällt ansonsten nichts Ungewöhnliches auf. Sie geben ihrem Patienten das Mittel Lorazepam, das seine Angst lösen soll und gleichzeitig beruhigend wirkt. Anschließend schicken sie ihn in das Massachusetts General Hospital, eine Klinik der Harvard Medical School in Boston.

Dort angekommen, wird der Patient von seinen Ärzten genau zu seiner Krankengeschichte befragt: An Fieber konnte der Mann sich nicht erinnern, auch Magen-Darm-Beschwerden hatte er nicht.[14] Er gab lediglich an, dass er sechs Monate zuvor von einem Insekt gebissen worden war. Ärzte hatten den infizierten Biss mit einem Antibiotikum behandelt. Außerdem litt er an Bluthochdruck, wogegen er ein Arzneimittel nahm und zusätzlich täglich niedrig dosiertes Aspirin schluckte, um einem Herzinfarkt vorzubeugen.

Gemeinsam mit seiner Frau lebt der Patient in einem alten Haus in einer abgelegenen Gegend Neuenglands an der US-Ostküste. An einen Tierbiss, nach dem die Ärzte ihn fragten, kann sich der Mann nicht erinnern. Auch die Bostoner Ärzte überprüfen ihren Patienten noch einmal gründlich. Ihnen fallen neue Symptome auf: Bei der neurologischen Untersuchung gibt es Hinweise auf Nervenschäden, er hat Schwierigkeiten beim Gehen und vernuschelt gelegentlich Worte.

Atemnot und Herzrasen

Am ersten Tag im Massachusetts General Hospital nimmt die Ängstlichkeit des Patienten zu. Die Alarmsignale der Überwachungsgeräte genügen, um ihn aufzuschrecken. Seine Furcht vor Flüssigkeiten wächst. Am frühen Morgen des zweiten Tages wird der Patient zunehmend unruhig, er wirkt verwirrt. Die Ärzte nehmen ihm aus dem Wirbelkanal Nervenwasser ab, um die Liquor genannte Flüssigkeit auf Veränderungen und Entzündungszeichen zu untersuchen.

Kurz nach der Liquorpunktion steigen Blutdruck und Herzfrequenz des Patienten dramatisch an, er atmet schnell, ein Messgerät zeigt jedoch an, dass sein Blut nur noch zu weniger als der Hälfte mit Sauerstoff gesättigt ist. Die Ärzte beobachten im EKG die Herzfrequenz von 150 Schlägen pro Minute, im nächsten Moment fällt die Frequenz auf normale 60 Schläge, um sodann wieder loszurasen. Mit Medikamenten können die Ärzte den Puls schließlich normalisieren. Sie müssen ihrem Patienten einen Beatmungsschlauch in die Luftröhre legen und bringen ihn auf die Intensivstation.

Die Mediziner messen die Hirnströme des Patienten, die etwas verändert sind, im EEG. Anschließend lassen sie im Computer- und im Kernspintomografen Bilder vom Kopf des Mannes anfertigen. Auf den Bildern sind Veränderungen in der Nähe der mit Gehirnflüssigkeit gefüllten Hohlräume zu sehen.

Gefahr durch Fledermäuse

Auf der Suche nach der Ursache für die dramatische Entwicklung kommen mehrere Dinge infrage: Die Bostoner Ärzte denken an eine bakterielle Infektion, zum Beispiel mit sogenannten Clostridien, die Tetanus auslösen können. Doch zum Wundstarrkrampf passt die Angst des Patienten nicht. Auch einen möglichen Alkoholentzug diskutieren die Ärzte. Doch es gibt keinen Hinweis, dass der Mann Alkoholiker ist. Am wahrscheinlichsten aber erscheint den Ärzten eine Virusinfektion, die einem Todesurteil gleichkäme: Tollwut.

Zwar kann der Patient sich nicht an einen Tierbiss erinnern. Doch obwohl die meisten Menschen bei Tollwut an Hunde oder Füchse denken, kann das tödliche Rabies-Virus auch von Fledermäusen übertragen werden. Die Symptome des Mannes passen zur sogenannten enzephalitischen Form der Tollwut: Ängstlichkeit, Appetitlosigkeit, Jucken an der Bisswunde, Krämpfe der Schlundmuskulatur – und Angst vor Wasser. Sowohl die Kernspinaufnahmen als auch die untersuchte Hirnflüssigkeit passen zur Diagnose Tollwut.

Schließlich kann sich die Frau des Patienten an eine Nacht wenige Monate zuvor erinnern, in der eine Fledermaus ins Schlafzimmer geflogen war. Diese muss den Mann gebissen haben, ohne dass er es bemerkt hat.

Für den Patienten kommt jede Hilfe zu spät. Gegen Tollwut gibt es keine wirksame Therapie. Bis auf einzelne Ausnahmen verläuft die Infektion innerhalb weniger Tage nach Symptombeginn tödlich. Zwar gibt es experimentelle Therapien – auch die Bostoner Ärzte versuchen, ihren Patienten mit einer solchen zu behandeln. Doch am 30. Tag seines Krankenhausaufenthaltes stirbt der Patient. Hätte er den Biss bemerkt, wäre sein Leben zu retten gewesen: Auch ohne eine vorherige Schutzimpfung kann der Ausbruch von Tollwut direkt nach einem Biss durch einen Impfstoff verhindert werden.

Mehr zum Thema

Tollwut Tollwut verläuft beim Menschen fast immer tödlich.

In Deutschland besteht laut Robert Koch-Institut (RKI) keine Gefahr, sich bei einem Wildtier mit klassischen Tollwutviren anzustecken. Deutschland gilt seit 2008 als frei von klassischer Tollwut, seit 2006 wurde das Virus bei keinem Wildtier in Deutschland mehr festgestellt. In Österreich ist nach Angaben der Agentur für Gesundheit und Ernährungssicherheit (Ages) zwischen 2007 und 2010 kein mit Tollwut infiziertes Wildtier entdeckt worden. In der Schweiz gilt die Tollwut nach Angaben des dortigen

Bundesamts für Gesundheit (Bag) bei Füchsen als ausgerottet.

Allerdings ist die Fledermaus-Tollwut, eine Virusvariante, auch in Deutschland noch verbreitet, auch Menschen können sich anstecken, in Europa gibt es bisher fünf dokumentierte Erkrankungen. In Österreich hat es bisher ebenso wie in der Schweiz keinen belegten Fall von Fledermaustollwut gegeben. Gefahr droht wie beim klassischen Tollwutvirus vor allem durch einen Biss, aber auch über Schleimhäute und infektiöse Körperflüssigkeiten.

Krankheitsverlauf Zunächst sind die Symptome allgemein: Schwäche, Unwohlsein, Ängstlichkeit, Appetitlosigkeit. Die Bisswunde – der Biss selbst kann bei Fledermäusen unbemerkt bleiben – kann jucken.

Zwei bis zehn Tage später beginnen die das Nervensystem betreffenden Beschwerden: Bei der enzephalitischen Form nehmen Unruhe und Angst zu, vor allem die Schlundmuskulatur krampft, die Patienten entwickeln die typische Wasserangst (Hydrophobie). Bei der paralytischen Form fallen vor allem Lähmungen der Hals- und Rachenmuskeln auf.

Körperliche und mentale Funktionen des Patienten gehen unaufhaltsam verloren, er fällt ins Koma. Es kommt zu Atem- und Herzversagen und dem Ausfall lebenswichtiger Hirnzentren. Die Patienten sterben im Multiorganversagen.

Vorbeugung Es gibt eine Schutzimpfung vor Tollwut, die in Deutschland beruflich Gefährdeten und zum Beispiel ehrenamtlich mit Fledermäusen arbeitenden Menschen empfohlen wird und die gut verträglich ist. Auch für Reisen in Länder mit einer hohen Rate tollwutinfizierter Tiere wird die Impfung empfohlen.

Impfung nach einem Biss Wird nach einem Biss unverzüglich mit einer Postexpositionsprophylaxe (PEP, Impfung nach dem Eindringen des Erregers) begonnen, können fast alle Gebissenen gerettet werden. Die Patienten bekommen bei der PEP meistens vier Impfungen.

13

Sensationelle Schwangerschaft

Eine schwangere Afrikanerin hat den errechneten Geburtstermin bereits überschritten, als sie mit Bauchschmerzen in die Klinik kommt. Das Kind sitzt offenbar in Steißlage – die Ärzte empfehlen einen Kaiserschnitt. Doch als der junge Assistenzarzt das Skalpell ansetzt, bricht Aufregung aus im OP.

Dass die 33-jährige Afrikanerin eine Sensation ist, ahnen weder ihre Ärzte noch sie selbst, als sie am Ende ihrer Schwangerschaft Bauchschmerzen bekommt. Besonders um den Bauchnabel herum tut es ihr weh, als sie sich im Mpilo Central Hospital in Bulawayo vorstellt, der zweitgrößten Stadt Simbabwes. Es ist ihre erste Schwangerschaft, und es hat bereits Komplikationen gegeben.

In der neunten und in der 15. Woche hatte die Frau mit leichten Schmerzen im Unterbauch das lokale Krankenhaus an ihrem Wohnort aufgesucht. Auch im weiteren Verlauf der Schwangerschaft litt sie immer wieder unter Bauchschmerzen. In der 22. Schwangerschaftswoche stellten Mediziner zudem einen erhöhten Blutdruck fest und verschrieben ihr Medikamente. Die Patientin ließ daraufhin alle vier Wochen ihren Blutdruck messen, er lag jedes Mal im Normbereich. Erst in der 39. Woche war er mit 150/100 mmHg deutlich zu hoch.

In der 33. Woche untersuchten Ärzte die Schwangere offenbar das erste Mal per Ultraschall. Während dies in Deutschland schon in der Frühschwangerschaft üblich ist, besitzt in den ländlichen Gegenden Afrikas längst nicht jede Klinik Ultraschallgeräte. Die vaginalen Untersuchungen hatten bis dahin immer ergeben, dass das Kind kopfüber im Bauch der Mutter liegt. Die Mediziner dokumentierten nach der Ultraschalluntersuchung aber, es handele sich um einen intrauterin – also innerhalb der Gebärmutter – liegenden, lebensfähigen Fötus in Steißlage. In vielen Ländern ist diese Lage des Kindes, bei der das Becken in Richtung Geburtskanal zeigt, ein entscheidendes Argument für einen Kaiserschnitt.

Das Drama beginnt

Als die Frau das Mpilo Central Hospital wegen ihrer Bauchschmerzen aufsucht, hat sie den errechneten Geburtstermin bereits überschritten. Erneut messen die Ärzte einen erhöhten Blutdruck. Bei der Untersuchung tasten sie, dass das Kind weiterhin in Steißlage liegt. Sie raten der Patientin dringend zu einem Kaiserschnitt.[15] Die Schwangere willigt ein und lässt sich am folgenden Tag eine rückenmarksnahe Narkose geben – das Drama beginnt.

Zu Beginn der Operation setzt ein wenig erfahrener Assistenzarzt das Skalpell an und schneidet den Bauch der Frau auf. Er durchtrennt die Haut, das Fettgewebe und die

Muskeln des Bauches, als plötzlich dunkel gefärbte Flüssigkeit aus der Wunde quillt. Das dürfte so nicht sein, normalerweise enthält dieser mit Bauchfell umkleidete Teil des Unterbauchs keine Flüssigkeit. Und eigentlich müsste der junge Arzt als Nächstes die Gebärmutter eröffnen, doch der Rücken des Kindes ist schon zu sehen. Es liegt nicht in der Gebärmutter, sondern mitten im Bauchraum. Sofort holt das Ärzteteam das Baby aus dem Bauch, die Nabelschnur wird abgeklemmt und durchgeschnitten – es ist ein Mädchen. Es schreit, es strampelt, seine Haut ist gut durchblutet. Es geht ihm gut.

»Dass eine Frau mit einer Bauchhöhlenschwangerschaft ein gesundes Baby zur Welt bringt, ist extrem selten«, sagt Birgit Seelbach-Göbel, Direktorin der Frauenheilkunde und Geburtshilfe an der Universität Regensburg zu dem Fall aus Simbabwe. »Eine Bauchhöhlenschwangerschaft kann durch Verwachsungen des Mutterkuchens mit umliegenden Organen und Blutungen lebensbedrohlich werden.« In Deutschland werden diese Fälle meistens schon in den ersten Wochen erkannt, weil Gynäkologen mit einem vaginalen Ultraschall die Lage des Embryos bestimmen können. »Wird der erste Ultraschall wie in diesem Fall aber erst in der 33. Woche gemacht, ist es manchmal sehr schwer, genau zu erkennen, ob der Fötus innerhalb oder außerhalb der Gebärmutter liegt«, meint Seelbach-Göbel.

Bei welcher Entscheidung ist die Lebensgefahr geringer?

Die Mutter ist einerseits glücklich – und hat andererseits große Angst. Im Operationssaal herrscht Aufregung: Der Mutterkuchen löst sich nicht von allein. Der junge Chirurg klemmt die Arterien ab und ruft einen erfahrenen Kollegen zu Hilfe, der entscheidet, dass die Frau eine Vollnarkose braucht. Die Gefahr für eine lebensbedrohliche Blutung ist groß, weil die Plazenta stark durchblutet ist. Die beiden Mediziner konsultieren einen weiteren Arzt.

Auch der Mutterkuchen liegt nicht in der Gebärmutter, sondern außen am Dünn- und am Dickdarm und der Harnblase. Die Ärzte wissen, dass sie das Organ entfernen müssen. Zwar riskieren sie so weitere Blutungen. Lassen sie den Mutterkuchen aber im Bauch, besteht die Gefahr, dass sich das Gewebe entzündet, abkapselt oder blutet. Die Chirurgen nähen die Wunde nach der Entfernung mit acht Stichen, kleine Membranteile belassen sie im Bauchraum, um den Darm und die Blase nicht zu verletzen. Die Frau verliert bei der Operation eineinhalb Liter Blut und bekommt Konserven.

Schon fünf Tage später will sie nach Hause. Zwar entdecken die Ärzte noch Flüssigkeit im Bauchraum, ansonsten geht es Mutter und Kind aber gut. Das kleine Mädchen ist so kräftig, dass es an der Brust trinken kann. Doch schon am nächsten Tag muss sich die Frau nach dem Essen übergeben, sie hat starke Bauchschmerzen. Drei Tage später kommt sie zurück ins Krankenhaus. Die Flüssigkeit im Bauchraum, die Ärzte auch Aszites nennen, hat deutlich zugenommen. Mit langen Nadeln müssen die Mediziner wiederholt literweise Flüssigkeit ablassen, außerdem verordnen sie der Patientin Antibiotika.

In ihrem Fallbericht schreiben die Ärzte: »Wir sind uns bewusst, dass unser Management mangelhaft erscheinen mag. Wir arbeiten in einem einkommensschwachen Land. Uns fehlten die finanziellen Mittel, um herauszufinden, woher die Flüssigkeit im Bauchraum kam.«

Der Frau geht es Schritt für Schritt besser, ein erhöhter Blutdruck aber bleibt, auch ist ihr Kalium- und Natriumspiegel zu niedrig. Die Ärzte empfehlen ihr, sich selbst und das Kind regelmäßig untersuchen zu lassen.

Mehr zum Thema

Schwangerschaften außerhalb der Gebärmutter: Nach der Verschmelzung von Eizelle und Spermium nistet sich die sogenannte Blastozyte normalerweise in der Gebärmutter ein. In ein bis zwei von hundert Fällen aber beginnt der Embryo im Eileiter, den Eierstöcken oder der Bauchhöhle zu wachsen. Wird eine solche Schwangerschaft nicht früh genug erkannt, kann Lebensgefahr für Mutter und Kind bestehen.

Wie häufig kommt so etwas vor? In immerhin ein bis zwei von 100 Schwangerschaften nistet sich die Blastozyte nicht in der Gebärmutterschleimhaut ein. In mehr als 90 Prozent dieser Fälle entsteht eine Eileiterschwangerschaft. Diese kann sich an unterschiedlichen Stellen des Eileiters ausbilden. Weitere Möglichkeiten sind Schwangerschaften in der

Bauchhöhle, dem Eierstock, dem Gebärmutterhals oder der Muskelschicht der Gebärmutter. Nur aus einer Bauchhöhlenschwangerschaft kann sich – in sehr wenigen Fällen – ein überlebensfähiges Kind entwickeln.

Wie entdecken Ärzte eine Schwangerschaft am falschen Ort? Schon früh in der Schwangerschaft kann mit einem vaginalen Ultraschall bestimmt werden, ob der Embryo innerhalb der Gebärmutter liegt. Später wird das aufgrund der Größenverhältnisse deutlich schwieriger. »Solange man bei positiven Schwangerschaftstests im Ultraschall keinen Embryo innerhalb der Gebärmutter findet, ist eine Einnistung außerhalb der Gebärmutter nicht ausgeschlossen und man muss gegebenenfalls eine Bauchspiegelung machen«, erklärt Birgit Seelbach-Göbel von der Deutschen Gesellschaft für Gynäkologie und Geburtshilfe.

Da in Deutschland regelmäßige Vorsorgeuntersuchungen angeboten werden, entdecken Ärzte viele Extrauterinschwangerschaften, auch ohne dass die Frau Beschwerden hat. »Typische Symptome bei einer Eileiterschwangerschaft sind starke Schmerzen, weil im Eileiter Platz fehlt, sobald Embryo und Mutterkuchen wachsen«, sagt Seelbach-Göbel. »Auch Blutungen treten häufig auf.« Lebensgefährlich kann diese Situation werden, wenn der Eileiter reißt – starke Blutungen in den Bauchraum sind dann die Folge. Eine Bauchhöhlenschwangerschaft wird aufgrund des ausreichenden Platzes hingegen mitunter erst später entdeckt, falls die Frau nicht zum Arzt geht.

Welche Gefahren drohen? Jede Schwangerschaft außerhalb der Gebärmutter bedeutet für das heranwachsende Kind und die Mutter große Gefahr. Vor allem Blutungen nach einer Ruptur sind bedrohlich. Wird ein Kind nach einer Schwangerschaft in der Bauchhöhle gesund geboren, geht es vor allem darum, die Mutter zu retten.

Was kann man tun? Eine Schwangerschaft außerhalb der Gebärmutter wird üblicherweise beendet. Der Embryo und der Mutterkuchen werden meist über eine Bauchspiegelung entfernt. Dabei kann entweder der Eileiter mit einem kleinen Schnitt eröffnet oder komplett entfernt werden. Auch der medikamentöse Abbruch der Schwangerschaft mit Methotrexat ist möglich.

Kann man danach wieder schwanger werden? Eine Frau kann normalerweise auch nach einer beendeten Schwangerschaft außerhalb der Gebärmutter wieder schwanger werden. Wie groß die Chancen sind, hängt davon ab, ob Methotrexat verwendet wurde und ob der betroffene Eileiter nur eingeschnitten oder ganz entfernt wurde. »Nach einem Schnitt in den Eileiter kann es passieren, dass sich ein befruchtetes Ei erneut an dieser Stelle einnistet«, erklärt Seelbach-Göbel. »Trotzdem ist die Chance für eine intakte Schwangerschaft innerhalb der Gebärmutter größer, als wenn der Eileiter komplett entfernt wurde.«

14 Lähmendes Entsetzen

Lähmung, Sinnesstörungen, Bewusstlosigkeit – die Symptome einer Patientin sprechen für einen Schlaganfall. Doch in der Krankengeschichte der Frau stoßen die Ärzte auf Überraschungen, auch die Untersuchungsbefunde wollen nicht recht zur Diagnose passen.

Die Frau kommt mit eindeutigen Beschwerden in das Hillingdon Hospital der britischen Stadt Uxbridge im Westen Londons: Ihre linke Körperseite ist gelähmt und fühlt sich taub an. Kurz nachdem die Symptome eingesetzt hatten, verlor sie für eine halbe Stunde das Bewusstsein.

Jonathan Segal und seine Kollegen reagieren schnell. Sie behandeln die Frau auf der »Stroke Unit«, der auf Schlaganfälle spezialisierten Station. Die Symptome erscheinen eindeutig, Lähmung und Sinnesstörungen sind typische Beschwerden bei einem blockierten Gefäß im Kopf, durch das Hirngewebe abzusterben droht.

Die Patientin kann noch ohne Probleme schlucken und sprechen – beides bereitet bei einem Schlaganfall häufig Probleme. Ihre Schilddrüse produziert zu wenig Hormone, und sie ist Asthmatikerin. An Herz-Kreislauf-Krankheiten, die ein Risikofaktor für einen Hirnschlag sind, leidet sie nicht.

Um schnellstmöglich die Ursache für den Schlaganfall finden zu können, ein verstopftes Gefäß oder eine Hirnblutung, untersuchen die Ärzte ihre Patientin im Computertomografen (CT).[16] Auf den Bildern können sie allerdings nichts Besonderes entdecken.

Schnelles Auflösen des Gefäßverschlusses

Da der Beginn der Beschwerden noch nicht lange zurückliegt, geben die Ärzte der Frau Medikamente. Die Mittel sollen das Blutgerinnsel auflösen, das die Mediziner im Gehirn vermuten. Dafür verabreichen sie ein Enzym, das einen gefäßverschließenden Thrombus beseitigen kann. Diese Therapie, im Fachjargon als Thrombolyse bezeichnet, kann nur kurz nach den ersten Symptomen eines Schlaganfalls begonnen werden. In Deutschland geben die Leitlinien der Deutschen Gesellschaft für Neurologie ein Zeitfenster von maximal viereinhalb Stunden vor.

Nachdem sie mit der Thrombolyse begonnen haben, untersuchen die britischen Mediziner ihre Patientin in einem Kernspintomografen. Weder die Aufnahmen des Gehirns noch die speziellen Bilder der Hirngefäße liefern Hinweise auf die Ursache der Beschwerden der Frau.

Die Ärzte untersuchen die Patientin noch einmal genau, sie versuchen, neurologische Besonderheiten aufzuspüren.

Was sie dabei feststellen, passt nicht so recht zur Schlaganfalldiagnose – und auch nicht zueinander: Die Muskelspannung ist in der rechten und in der linken Körperhälfte normal, die Patientin kann aber weder den linken Arm noch das linke Bein bewegen oder im Sitzen das Gleichgewicht halten. Auch spürt die Frau Berührungen in der linken Körperhälfte nur schwach. Die Reflexe lassen sich normal auslösen, auch die Hirnnerven funktionieren normal.

Mithilfe eines Tests wollen Jonathan Segal und seine Kollegen herausfinden, ob die Lähmungen der Patientin tatsächlich, wie bislang vermutet, eine körperliche Ursache haben – oder ob sich hinter dem vermeintlichen Schlaganfall etwas ganz anderes verbirgt. Der Test macht sich eine unbewusste Reaktion zunutze: Will man, flach auf dem Rücken liegend, ein Bein anheben und das andere liegen lassen, spannt man das liegende Bein unwillkürlich gegen die Unterlage an. Bei einer Lähmung wäre das nicht möglich – doch die Patientin spannt beim Anheben des rechten Beins tatsächlich die Muskulatur im linken Bein an. Das Testergebnis weist darauf hin, dass womöglich eine psychische Ursache hinter den Beschwerden der Frau steckt.

Schon zweimal ähnliche Beschwerden

Die britischen Mediziner lesen in alten Krankenakten nach. Die Patientin wurde schon zweimal wegen vergleichbarer Symptome behandelt: 2002 war ebenfalls die linke Körperseite gelähmt gewesen, 2008 dagegen die rechte, bei beiden Klinikaufenthalten hatte die neurologische Untersuchung nicht zu einem Schlaganfall gepasst. Eine Diagnose hatte die Frau allerdings nicht bekommen – die Beschwerden waren beide Male von selbst wieder verschwunden.

So ist es auch dieses Mal. Schon nach kurzer Zeit kann die Frau mithilfe eines Stocks wieder laufen. Nach zwölf Tagen in der Klinik entlassen die Ärzte sie nach Hause. Die Diagnose der Ärzte lautet Konversionsstörung, ein Begriff, den Sigmund Freud geprägt hat. Freud verstand darunter Umstände, unter denen Gefühle körperliche Reaktionen hervorrufen. Mittlerweile verstehen Ärzte darunter eine psychische Störung, bei der Patienten unter neurologischen Beschwerden leiden, für die sich keine körperliche Ursache finden lässt.

Die genauen Ursachen einer Konversionsstörung sind unklar. Vermutet wird, dass körperlichen Symptomen eine psychische Belastung zugrunde liegt. Haben Ärzte den Verdacht, müssen sie – wie im Fall der britischen Patientin geschehen – zunächst körperliche Ursachen ausschließen und überprüfen, ob der Patient seine Beschwerden simuliert. Das war bei der Frau offenbar nicht der Fall: Willentlich konnte sie die Muskeln im linken Bein wohl tatsächlich nicht anspannen – unwillkürlich dagegen schon.

Die Symptome bei einer Konversionsstörung passen, wie im Fallbericht, häufig nicht zu den Abläufen im menschlichen Körper. Es sind nur wenige Risikofaktoren für die Krankheit bekannt, dazu gehört ein junges Alter. Tatsächlich hatte die mittlerweile über 40-jährige Patientin ihre erste Krankheitsepisode mit unter 35 Jahren. Auch scheint die Störung bei Frauen häufiger aufzutreten als bei Männern. Gefährdet sind zudem Menschen, die selbst Kontakt zu Menschen mit neurologischen Krankheiten haben – die

Frau arbeitet im Gesundheitswesen. Als auslösende psychische Belastung vermuten die Ärzte, dass die Patientin kurz zuvor geschieden worden war.

Die alleinerziehende Mutter wurde noch in der Klinik von Psychologen behandelt. Bei der Entlassung überwiesen die Ärzte sie an eine ambulante psychiatrische Einrichtung. Die Behandlung des vermeintlichen Schlaganfalls mit gerinnungslösenden Medikamenten hat bei der Patientin nicht zu Nebenwirkungen geführt.

Absturzparty

15

Der Rettungsdienst bringt einen aggressiven Patienten in die Notaufnahme. Der Mann ist eine Treppe hinuntergestürzt und offensichtlich betrunken. Doch das erklärt nicht, warum seine Lippen blau sind, obwohl die Sanitäter ihm Sauerstoff geben. Was ist passiert?

Aileen McCabe und ihre Kollegen haben Schwierigkeiten, den Patienten zu untersuchen. Der Rettungsdienst hat ihnen einen 39-jährigen Mann in die Notaufnahme des irischen Waterford Regional Hospital gebracht. Dieser war eine Treppe hinuntergestürzt, nachdem er größere Mengen Alkohol getrunken hatte. Bei dem Sturz hatte er sich den Kopf angeschlagen, jetzt klagt er über Kopfschmerzen. Auf das Behandlungsteam wirkt er nicht nur betrunken, er ist auch streitlustig – und hat blaue Lippen.

Die Mediziner versuchen, den Mann zu untersuchen. Er gibt an, sich an alles erinnern zu können – demnach war er vermutlich nicht bewusstlos. Das gibt den Ärzten Hinweise darauf, wie schwer seine Kopfverletzung sein könnte. Allerdings ist der Patient desorientiert. Regelmäßiger Alkoholmissbrauch ist bei ihm bereits bekannt, berichten seine

Ärzte.[17] Die Frage nach dem Gebrauch illegaler Drogen verneint er.

Die meisten Untersuchungsergebnisse sind nicht außergewöhnlich: Das Herz des Patienten schlägt 101-mal pro Minute, die Körpertemperatur ist mit 36,7 Grad Celsius normal und der Blutdruck bei 135 zu 87 Millimeter Quecksilbersäule (mmHg) ebenfalls. Ungewöhnlich und beunruhigend ist dagegen, dass ein Pulsoxymeter, das die Sauerstoffsättigung im Blut misst, nur 86 Prozent anzeigt – obwohl der Patient über eine Maske Sauerstoff bekommt.

Beim Abhören der Lunge erscheint den Ärzten alles normal. An der Stirn hat der Patient eine blutige Verletzung, die vermutlich vom Treppensturz herrührt. Hinweise auf einen Schädelbruch finden sie dagegen keine.

Die blauen Lippen (Zyanose) und die niedrige Sauerstoffsättigung sind Alarmzeichen für die Ärzte. Weder die Trunkenheit noch der Treppensturz allein können erklären, wieso das Blut des Patienten trotz der Behandlung so wenig des lebenswichtigen Elements transportiert.

Zwar kommen als Erklärung dafür Lungenkrankheiten infrage, zum Beispiel eine Lungenentzündung oder eine Lungenembolie, bei der ein Blutgerinnsel eine Arterie in der Lunge verstopft und so in diesem Bereich verhindert, dass Sauerstoff ins Blut gelangen kann. Doch für beides gibt es bei diesem Patienten keine Hinweise.

Die Ärzte halten eine andere Möglichkeit für sehr viel wahrscheinlicher, auch wenn der Patient das abstreitet: Verschiedene Drogen und einige Medikamente könnten die niedrige Sauerstoffsättigung und die blauen Lippen erklären. Weil der Patient die betreffenden Medikamente nicht nimmt, tippen die irischen Ärzte auf Drogen.

Das Blut gibt Aufschluss

Sie nehmen dem Mann arterielles Blut ab – in den vom linken Herzen wegführenden Arterien strömt das in der Lunge mit Sauerstoff angereicherte Blut. Damit führen die Ärzte eine Blutgasanalyse durch, die Aufschluss über die Atmung des Patienten gibt. Tatsächlich stoßen sie auf einen Wert, der alles andere als normal ist: Der Transportstoff für Sauerstoff im Blut, das Hämoglobin, hat sich zu 14 Prozent in Methämoglobin umgewandelt.

Während Hämoglobin in der Lage ist, Sauerstoffmoleküle von der Lunge in alle anderen Organe zu transportieren, hat Methämoglobin diese Fähigkeit verloren. Die beiden Moleküle unterscheiden sich nur dadurch, dass ein Eisenatom im Hämoglobin ein Elektron verliert – schon entsteht Methämoglobin.

Normalerweise sind höchstens zwei Prozent des Hämoglobins im Blut eines Menschen in Methämoglobin umgewandelt. Zwar gibt es einige Erbkrankheiten, die zu dauerhaft erhöhten Werten führen können, doch diese Patienten haben typischerweise keine Beschwerden. Tritt eine solche Methämoglobinämie akut auf, gibt es deshalb normalerweise auch einen aktuellen Auslöser – der wahrscheinlichste ist eine illegale Partydroge.

Zunächst geben die Ärzte ihrem Patienten ein Mittel, das über verschiedene Reaktionen aus Methämoglobin wieder Hämoglobin entstehen lässt: Methylenblau. Mit dem knallblauen Farbstoff kann man zum Beispiel Wolle färben – oder eine Methämoglobin-Vergiftung behandeln. Als der Patient wieder nüchtern ist und seine Methämoglobin-

Blutwerte wieder normal sind, befragen die Ärzte ihn erneut zum Auslöser seiner Atemnot.

Dieses Mal gibt der Mann zu, neben Alkohol auch illegale Drogen gebraucht zu haben. Er hat in der Nacht zuvor sogenannte Poppers genommen. Diese Stoffe aus der Gruppe der Alkylnitrite entfalten für wenige Minuten eine berauschende Wirkung – und lösen Nebenwirkungen wie Herzrasen, Erbrechen und Herz-Kreislauf-Zusammenbrüche aus. Methämoglobinämien nach dem Gebrauch von Poppers haben bereits zu Todesfällen geführt.

Die irischen Mediziner entlassen ihren Patienten und geben ihm den Tipp, künftig auf Poppers zu verzichten. Alkylnitrite wurden im neunzehnten Jahrhundert als Medikamente verwendet – zur Behandlung der Herzschmerzen einer Angina Pectoris.

16

Plötzlich war er so anders

Ängstlich, traurig und aggressiv war der Mann früher nicht. Plötzlich ist er aufbrausend und fürchtet sich ständig. Die Ärzte versuchen es mit Antidepressiva und Antipsychotika, aber dadurch wird alles nur schlimmer. Die Ursache für die Veränderung des Patienten liegt ganz woanders.

Wenn die Angst zu groß ist, wird der Mann aggressiv. Egal, wer aus seiner Familie dem 38-Jährigen in die Quere kommt - er muss seine Spannung loswerden. Er verhält sich seltsam, ist nicht mehr der Alte, zieht sich zurück, ist depressiv und gleichzeitig aufbrausend. Ständig fürchtet er sich. Auch die Medikamente, die er vor einem Jahr bekommen hat und seither schluckt, helfen kaum. Weil er antriebslos und traurig war, verordneten ihm die Ärzte ein Antidepressivum und etwas später ein Neuroleptikum gegen die Angstattacken.

Doch jetzt traut sich die Familie nicht mehr, den Mann allein zu lassen. Er wird in die psychiatrische Abteilung der Universität Insubria im italienischen Varese eingeliefert. Dort geben ihm die Ärzte Risperidon, ein zusätzliches Neuroleptikum, das die Wirkung der Botenstoffe im

Gehirn beeinflusst. Doch damit beginnt für den Patienten eine Odyssee, von der er sich nur schwer wieder erholt.[18]

Zunächst versteifen seine Muskeln, er erleidet Krämpfe und kann kaum noch laufen. Die Psychiater setzen das neue Medikament wieder ab. Der Zustand des Patienten bleibt unverändert. In der Computertomografie (CT) des Kopfes fallen ihnen Bereiche in den vorderen und hinteren Abschnitten des Gehirns auf. Doch ob die Durchblutung dort gestört ist oder andere Ursachen für die Veränderungen verantwortlich sind, können die Ärzte nur mutmaßen.

Weinen und Lachen, Sprechen ohne Sinn

Weil der Mann wieder Angstattacken bekommt, geben die Ärzte ihm erneut Risperidon. Eine fatale Fehlentscheidung, wie sich Stunden später zeigt: Der Mann bekommt hohes Fieber, er atmet flach, seine Muskulatur beginnt sich zu zersetzen. Malignes neuroleptisches Syndrom nennen Mediziner diesen gefürchteten, lebensbedrohlichen Zustand, der als seltene Nebenwirkung von Neuroleptika auftreten kann. Sie setzen das Medikament sofort ab, auf der Intensivstation werden Atmung, Herz und Kreislauf des Mannes unterstützt, trotzdem bekommt er eine Thrombose und eine schwere Blasenentzündung.

Obwohl sich der Patient langsam erholt, bleiben Störungen zurück: Seine Muskeln entspannen sich weiterhin nicht richtig, er spricht verwaschen und ist verlangsamt. Trotz intensiver Suche finden die Ärzte keine Erklärung für seine Symptome.

Kurze Zeit nachdem sie ihn entlassen haben, kehrt er zurück in die Klinik mit Anzeichen eines sogenannten Frontalhirnsyndroms: Mithilfe des Frontallappens kontrollieren Menschen ihre Affekte und bewerten sich und die Umwelt. Bei dem Mann ist dieser vordere Bereich des Gehirns, auch Stirnlappen genannt, offenbar gestört. Er schwankt zwischen Weinen und Lachen, ist antriebsarm und wiederholt andauernd dieselben Wörter und Sätze, als würde er ihren Sinn selbst nicht verstehen. Hinzugekommen sind außerdem Schluckstörungen, die den Patienten so massiv beeinträchtigen, dass er innerhalb von zwei Monaten 20 Kilogramm abgenommen hat. Nur mit Infusionen können die Ärzte den Mann noch ernähren.

Antikörper führen auf die richtige Spur

Zur weiteren Abklärung lassen sie erneut Spezialaufnahmen vom Kopf des Kranken machen. Darin wird sichtbar, dass unter anderem in Teilen des Frontalhirns die Durchblutung vermindert ist. Warum, ist weiterhin ein Rätsel.

Jetzt lassen die Ärzte im Blut nach allen möglichen Antikörpern fahnden – und werden endlich fündig: Drei Typen von Antikörpern sind bei dem Mann stark erhöht, die typisch für die sogenannte Zöliakie sind. Dabei handelt es sich um eine Unverträglichkeit gegen das Eiweiß Gluten, das in Getreidesorten wie Weizen und Dinkel vorkommt. Die Betroffenen fallen oft schon im Kindesalter mit Durchfällen und Wachstums- und Entwicklungsstörungen auf, weil sich die Dünndarmschleimhaut entzündet und Nährstoffe vom Körper nur noch schlecht aufgenommen werden können. Ein zweiter Krankheitsgipfel tritt meist zwischen 30 und 40 auf.

Den Autoren zufolge haben bis zu 15 Prozent der Betroffenen neurologische Probleme, denn die Antikörper spielen teilweise auch im Gehirn eine Rolle. Die Besonderheit bei ihrem Patienten: Er litt nie unter Durchfällen oder Bauchschmerzen. »In diesem Fall war es hochgradig schwierig, die Diagnose zu stellen«, sagt die Wiener Neurologin Elisabeth Fertl, die einen Fachartikel zu Diäten als Therapie bei bestimmten neurologischen Erkrankungen geschrieben hat. Auch nach erfolgreicher Nahrungsumstellung bleiben ihr zufolge häufig Beschwerden zurück.

»Grund sind Veränderungen wie Narbenbildung und chronische Entzündungen im zentralen Nervensystem«, so Fertl.

So geht es auch dem 38-Jährigen. Zwar weichen durch die streng glutenfreie Diät die neurologischen Symptome, er spricht, isst und bewegt sich wieder normal und seine Antriebslosigkeit verschwindet. Auch in den Kontrollaufnahmen des Kopfes zeigen sich keine Auffälligkeiten mehr. Doch seine Ängstlichkeit bleibt in gemilderter Form. Deswegen schluckt er ein Neuroleptikum in niedriger Dosis, das er verträgt.

Mehr zum Thema

Zöliakie: Der Bauch grummelt, manchmal kommen Schmerzen und Durchfälle hinzu. Doch ist das schon eine Gluten-Unverträglichkeit? Die wichtigsten Fragen und Antworten zum Thema.

Was ist eine Zöliakie? Die Zöliakie ist eine Entzündung der Dünndarmschleimhaut, die durch eine Immunreaktion gegen Gluten entsteht. Gluten ist ein sogenanntes Klebereiweiß, das in großen Mengen in Weizen und Dinkel vorkommt, in geringeren Mengen aber auch in zahlreichen anderen Getreidesorten. Bei der Erkrankung produzieren die Betroffenen Antikörper gegen Bestandteile von Gluten, aber auch gegen körpereigene Antigene, die sich auf der Oberfläche der Dünndarmzotten befinden. Die Folge: Beim Verzehr von Gluten kommt es zu einer Immunreaktionen im Dünndarm, die Darmschleimhaut entzündet sich und die Zotten bilden sich zurück. Dadurch wird die Aufnahme von Nährstoffen aus der Nahrung in den Körper behindert.

Die Zöliakie ist keine Nahrungsmittelallergie, sondern zählt zu den Unverträglichkeiten und bleibt ein Leben lang bestehen. Der Begriff Gluten-Unverträglichkeit beinhaltet neben der Zöliakie auch andere Erkrankungen wie die Weizenallergie oder Gluten-Sensitivität, die häufig miteinander verwechselt werden. Zwar können sich die Beschwerden mitunter ähneln, doch die Krankheitsformen werden durch unterschiedliche Mechanismen im Körper ausgelöst.

Wer erkrankt und warum? Die Zöliakie hat zwei Erkrankungsgipfel, einen im Kindesalter und einen im Alter zwischen 30 und 40. Sie kann aber auch bei Menschen, die älter als 60 sind, erstmals auftreten. Bei Erwachsenen sprach man früher von Sprue, inzwischen verwendet man auch im Erwachsenenalter den Begriff Zöliakie, da es sich um das gleiche Krankheitsbild handelt. Die Zöliakie ist wahrscheinlich größtenteils genetisch bedingt und kann daher bisher nicht ursächlich behandelt werden.

Woran merke ich, ob ich Zöliakie habe? Die Symptome sind sehr verschieden, da auch die Unverträglichkeit unterschiedlich stark ausgeprägt sein kann. Beschwerden können Durchfälle, Blähungen, Bauchschmerzen, Gewichtsverlust oder Müdigkeit sein. Im Kindesalter kann es zu Wachstums- und Entwicklungsstörungen kommen, wenn der Mangel an Nährstoffen so stark ausgeprägt ist, dass er sich auf die Organe und das Wachstum auswirkt. Da neben Vitaminen und Fetten auch Eisen nicht ausreichend über den Dünndarm aufgenommen werden kann, entsteht mitunter eine Anämie (Blutarmut). Ist sie das einzige Symptom, sprechen Ärzte auch von einer stummen Zöliakie. In einigen Fällen zeigt sich die Erkrankung allein an Wesensveränderungen oder Beschwerden wie Migräne, Knochenschmerzen, Arthritis oder Depressionen.

Was macht der Arzt? Bei Verdacht auf eine Zöliakie ist die Antikörper-Diagnostik wichtig. Dabei wird im Labor zum einen untersucht, ob sich im Blut bestimmte Autoantikörper befinden, die häufig bei einer Zöliakie vorkommen.

Zum anderen suchen die Ärzte nach Antikörpern gegen Gliadine, das sind Bestandteile des Glutens, die im Weizen vorkommen. Zusätzlich wird eine Gewebeprobe der Dünndarmzotten untersucht, um die Entzündungsreaktion mikroskopisch zu beurteilen. Je nach Antikörperkonstellation und Biopsiebefund kann der Arzt eine Immunreaktion gegen Gluten feststellen oder ausschließen, in manchen Fällen bleiben Unsicherheiten.

Was hilft? Die einzige wirksame Therapie ist der Verzicht auf glutenhaltige Nahrungsmittel. Das Eiweiß kommt in Weizen, Dinkel, Roggen, Gerste, Hafer und Grünkern vor. Da aber Mais, Reis, Buchweizen, Quinoa, Hirse, Kartoffeln und viele andere Nahrungsmittel kein Gluten enthalten, ist eine ausgewogene Ernährung gut möglich. Allerdings bedarf es zu Beginn dringend einer Ernährungsberatung, um die Umstellung zu schaffen und verstecktes Gluten zu meiden.

17 Wasser, überall Wasser

Eine junge Frau kommt ins Zürcher Stadtspital Triemli. Innerhalb weniger Tage hat sie deutlich zugenommen, schon seit Wochen plagen sie Probleme mit den Gelenken. Die Ärzte stellen fest: Der Körper der Patientin speichert Unmengen an Wasser.

Vor drei Wochen war sie noch gesund. Und plötzlich nahm sie zu: zehn Kilogramm innerhalb von nur einer Woche. Nun hat sie auch Schwierigkeiten bei der Atmung. Schließlich begibt sich die 34-Jährige in das Zürcher Stadtspital Triemli. Die Ärzte sehen eine junge, abgeschlagene Patientin, bei der sich im gesamten Körper Flüssigkeit in sogenannten Ödemen im Gewebe sammelt.

Als die ersten Symptome Wochen zuvor auftraten, hatte die Frau einen leichten Hautausschlag, berichten Benedikt Wiggli und seine Kollegen.[19] Auf die Hautrötung an Armen und Beinen folgten geschwollene Knöchel, Knie und Hände. Schließlich waren nicht mehr nur die Beine geschwollen, sondern der gesamte Rumpf, die Arme und die Augenpartie.

Merkwürdige Blutwerte

Die Hautschwellungen können die Ärzte bei der Untersuchung mit dem Finger wegdrücken – lassen sie los, bleibt der Fingereindruck einen Moment in der Haut sichtbar. Das ist ein Hinweis darauf, dass sich tatsächlich Flüssigkeit im Gewebe sammelt. Im Röntgenbild fällt den Medizinern Flüssigkeit um die Lunge herum auf, die sich im Brustfellspalt sammelt. Hinweise auf ein Herzversagen gibt es nicht.

In der Laboruntersuchung des Blutes weichen verschiedene Werte von der Norm ab: Der Hämoglobinspiegel, der für den Sauerstofftransport entscheidend ist, ist auffallend niedrig, die Werte verschiedener Enzyme, die in der Leber hergestellt werden, sind dafür erhöht. Gleichzeitig fehlen bestimmte Eiweiße. Hinweise auf eine bakterielle Infektion gibt es ebenso wenig wie Anzeichen für einen Herzinfarkt. Bei der Suche nach der Ursache der Beschwerden soll eine Computertomografie (CT) helfen.

Auf den Bildern erkennen die Schweizer Ärzte Flüssigkeit, die sich während der Untersuchung am Rücken der liegenden Patientin gesammelt hat und dort die Lunge umgibt. Auch in der Bauchhöhle sammelt sich Flüssigkeit. Leber und Milz sind deutlich größer, als es normal wäre. Zudem stellen die Mediziner einige vergrößerte Lymphknoten fest.

Vergeblicher Behandlungsversuch

Das Blut der Patientin wird auf verschiedene Krankheitserreger hin untersucht: Es gibt keine Hinweise für eine HIV-Infektion, auch nicht auf Hepatitisviren oder das Epstein-Barr-Virus. Dieser Erreger, der das Pfeiffersche Drüsenfieber hervorruft, lässt bei vielen Patienten Leber und Milz anschwellen – doch bei der Schweizer Patientin ist er nicht dafür verantwortlich. Die Ärzte überprüfen auch, ob eine Schilddrüsenunterfunktion oder eine Störung der Nebennierenrinde die Beschwerden auslöst, was nicht der Fall ist.

Schließlich entnehmen die Ärzte Gewebe aus dem Knochenmark der Patientin: Ihre Blutbildung ist gesteigert, jedoch ohne einen Hinweis auf eine Leukämie. Der Versuch, die Wasseransammlungen der Frau mithilfe eines harntreibenden Medikaments zu verringern, schlägt ebenfalls fehl.

Schließlich haben die Zürcher Ärzte einen Verdacht, was die Beschwerden ihrer Patientin auslösen könnte: Sie vermuten, dass eine Infektion mit dem Parvovirus B19 für Hautausschlag, Abgeschlagenheit, Ödeme und die folgenden Atembeschwerden verantwortlich sein könnte. Tatsächlich bringt eine gezielte Suche nach Antikörpern, die sich im Blut gegen das Virus gebildet haben, einen Treffer.

Das Parvovirus B19 ist vor allem als Erreger der Ringelröteln bei Kindern bekannt, eines meist harmlos verlaufenden Hautausschlags. Doch auch bei den Ringelröteln können Gelenkbeschwerden die Infektion begleiten. Infizieren sich Schwangere mit dem Virus, drohen Komplikationen bis zum Verlust des Kindes. Das Virus infiziert Zellen im

Knochenmark, die der Körper zur Blutbildung benötigt. Im Alter von 15 Jahren sind bereits bis zur Hälfte aller Jugendlichen einmal mit Parvoviren infiziert gewesen, berichten die Schweizer Ärzte.

Stecken Erwachsene sich mit Parvoviren an, können Fieber und Muskelschmerzen auftreten. Etwa zwei Wochen später können Hautausschlag und Gelenkbeschwerden hinzukommen, wovon besonders Frauen betroffen sind. In seltenen Fällen können Symptome wie die der Schweizer Patientin hinzukommen.

Eine gezielt gegen Parvoviren gerichtete Behandlung gibt es nicht. Geht die Infektion nicht von selbst zurück, kann eine Therapie mit sogenannten Immunglobulinen helfen. Warum die Zürcherin zusätzlich Ödeme bekam, sei selbst Fachleuten nicht vollständig klar, berichten Benedikt Wiggli und seine Kollegen. Sie vermuten, dass die Flüssigkeit durch eine Durchlässigkeit der Gefäßwände aus den kleinsten Blutgefäßen ins Gewebe gelangt. Die 34-Jährige erholt sich langsam, nach einer Woche können die Ärzte sie entlassen.

18

Wenn Bakterien wandern

Ein Vierjähriger leidet an einer hartnäckigen Lungenentzündung. Im Krankenhaus bekommt er Antibiotika. Nach seiner Entlassung eskaliert die Situation: Der Junge spricht nicht mehr, verdreht die Augen, hat einen epileptischen Anfall. Sein Zustand wird lebensbedrohlich.

Als der kleine Junge plötzlich krank wird, sieht alles nach einer Routinebehandlung aus: Der Vierjährige hat eine Lungenentzündung, stellt der Kinderarzt fest, deswegen verschreibt er ihm ein Antibiotikum. Doch das Fieber sinkt nicht, das Kind hustet weiter, es geht ihm schlecht. Der Kinderarzt weist es ins Nationwide Children's Hospital in Columbus im US-Bundesstaat Ohio ein.

Die Mediziner dort machen Computertomografie-Aufnahmen von der Lunge des Kindes und stellen fest, dass sich Eiter in einem der linken Lungenlappen angesammelt hat. Die Ärzte müssen dieses sogenannte Empyem entleeren und legen von außen einen Schlauch durch den Brustkorb in die Lunge des Vierjährigen. Außerdem bekommt er die Antibiotika nun als Infusionen über die Vene.

Eine Woche später glauben die Ärzte, das Kind sei wieder

gesund. Sie ziehen den Drainageschlauch aus dem Brustkorb und entlassen es nach Hause. Dort geht es dem Jungen aber plötzlich schlechter als zuvor. Er reagiert nicht richtig, wenn seine Eltern ihn ansprechen, seine Augen verdrehen sich und er spricht nicht mehr. Er wird wieder ins Krankenhaus eingeliefert. Als die Radiologen dort eine Computertomografie (CT) vom Kopf machen wollen, bekommt er plötzlich einen generalisierten epileptischen Anfall.

Eine lebensbedrohliche Komplikation

Als der Krampfanfall vorbei ist, können die Ärzte die Schädel-CT-Bilder machen. Die Aufnahmen sind erschreckend. Im vorderen linken Teil des Gehirns liegen drei ringförmige Strukturen, die dort nicht hingehören – es handelt sich vermutlich um verkapselten Eiter. Kernspin-Bilder (MRT) mit und ohne Kontrastmittel bestätigen die Befürchtung: Das Kind hat Hirnabszesse, die das umliegende Hirngewebe verdrängen und anschwellen lassen. Auch der Schädelknochen ist bereits an mehreren Stellen betroffen.

Die Ursache für die Abszesse ist aller Wahrscheinlichkeit nach die schwere Lungenentzündung des Kindes. Seth DeVries, der über seinen besonderen Patienten in einer Fachzeitschrift berichtet, schreibt, dass bis zu jeder zehnte Hirnabszess nach einer Lungenentzündung entsteht.[20]

Das Kind ist nun ein absoluter Notfall, sein Zustand ist lebensbedrohlich: Weil die Abszesse Raum fordern, kann der Hirndruck schnell so stark steigen, dass lebenswichtige Abschnitte des Gehirns – wie etwa der Hirnstamm – eingeklemmt werden könnten. Die Ärzte haben keine andere Wahl: Sie müssen den Jungen sofort operieren.

Die Neurochirurgen öffnen seine Schädeldecke und entfernen den Eiter. Auch die Abszesswände müssen entfernt werden. Die Operation ist erfolgreich, es gibt keine Komplikationen. Auch bei einer Kontrolluntersuchung sechs Monate später geht es dem Jungen gut, neurologische Probleme hat er nicht. Ob das so bleibt, ist allerdings nicht garantiert. Nach einer neurochirurgischen Operation drohen aufgrund der Narbenbildung vor allem epileptische Anfälle – und die können auch noch Jahre später auftreten.

It's tea time 19

Die Zähne bröckeln, Arm und Rücken schmerzen: Eine 47-Jährige glaubt nicht mehr daran, dass ein Arzt noch die Ursache für ihre Beschwerden findet. Doch Röntgenbilder bringen einen Hormonspezialisten auf die richtige Spur – und eine außergewöhnliche Diagnose.

Bevor sich die Frau im Henry-Ford-Krankenhaus in Detroit vorstellt, kocht sie sich noch einen Tee. Das macht sie jeden Tag, schön stark muss er sein, nur dann kommt sie gut in die Gänge.

Schon seit Langem sucht sie nach einem Arzt, der ihr die Schmerzen im Rücken nehmen kann. Auch die Arme, Beine und Hüften tun ihr seit fünf Jahren weh – und jetzt soll plötzlich jemand die Ursache gefunden haben?

Zumindest hatte ihr Arzt eine Idee und ließ deswegen Röntgenbilder von ihrer Wirbelsäule und ihrem Arm machen.

Ein Radiologe beschreibt auf den Bildern eine Verkalkung zwischen Elle und Speiche am Unterarm. Normalerweise verbindet eine feste Membran aus Bindegewebe die beiden Knochen so miteinander, dass sie sich zwar verschieben können, aber gleichzeitig Halt haben. Bei der Patientin sind jedoch neben dem Knochenrand deutliche Kalkeinlagerungen zu erkennen – das macht Bewegungen für sie schmerzhaft.

Auch die Aufnahme von der Wirbelsäule ist auffällig: Hier erscheinen die oberen und unteren Bereiche der Wirbelkörper heller, was eine Verdichtung des Gewebes bedeutet. Radiologen sprechen vom Rugger-Jersey-Phänomen, weil die waagerechten Streifen an den Wirbelkörpern an die Streifen von Rugby-Trikots erinnern.

Doch was ist die Ursache für den Befund?

Naveen Kakumanu ist Hormonspezialist an der Klinik. Er nimmt die Röntgenbilder genauer unter die Lupe. Dann befragt er die Patientin erneut: Wie hat alles angefangen? Hat sie andere Krankheiten? Wie ernährt sie sich?

Die Frau berichtet nicht nur von den Schmerzen in den Knochen, sie erzählt auch, dass ihr alle Zähne gezogen worden seien. Sie seien alle nach und nach weggebröckelt, sodass der Zahnarzt alle habe ziehen müssen.

Der Endokrinologe hat einen Verdacht: Er vermutet, dass die Patientin unter einer sogenannten Fluorose leidet.[21] Dabei handelt es sich um eine Überfrachtung des Körpers mit Fluorid. Wer mehr als 20 Milligramm pro Tag zu sich nimmt, riskiert eine Verdickung der Knochen und den Verlust der natürlichen Schutzfunktion der Zähne. In fluoridierter Zahnpasta, die vor Karies schützen kann, ist Fluorid nur in sehr geringer Konzentration vorhanden.

Eine zu hohe Aufnahme kann drohen, wenn das Trinkwasser mit großen Mengen Fluorid versetzt ist. Weite Teile der USA etwa nutzen fluoridiertes Trinkwasser, ebenso Australien, Malaysia und Kolumbien. In Hongkong und Singapur gibt es laut Weltgesundheitsorganisation WHO ausschließlich Wasser, das mit Fluorid angereichert ist. In Deutschland wird dem Trinkwasser hingegen kein Fluorid zugesetzt.

Bei der Patientin ist allerdings eine andere Ernährungsgewohnheit Schuld an ihren schmerzhaften Knochenveränderungen: ihr Teegenuss. Denn die Frau kocht sich nicht täglich ein, zwei oder drei Teetassen mit jeweils einem Teebeutel. In das Wasser ihrer Teekanne hängt sie jeden Tag zwischen 100 und 150 Teebeutel. Das macht sie seit 17 Jahren so.

In schwarzem und grünem Tee ist von Natur aus Fluorid enthalten – in normalen Mengen getrunken, stellt es keine Gefahr dar. Mit ihrem übermäßigen Teekonsum hat die Patientin es jedoch geschafft, die schädliche Grenze von täglich mehr als 20 Milligramm deutlich zu überschreiten.

Das bestätigen auch ihre Blutwerte: Die Fluoridkonzentration liegt bei 0,43 Milligramm pro Liter. Normalerweise liegt dieser Wert unter 0,1.

Das alles wusste die Frau nicht. Nachdem Naveen Kakumanu seine Patientin über die Folgen ihrer kulinarischen Leidenschaft aufgeklärt hat, ändert sie ihre Trinkgewohnheiten. Ob die Ärzte ihr Hormone verschreiben werden, um den Abbau von Fluorid zu beschleunigen, wollen sie mit der Patientin noch beraten.

20
Das Kind im Kinde

Ein Baby übergibt sich. Nichts Ungewöhnliches, könnte man denken. Doch der Fall des kleinen Jungen aus Indien ist spektakulär: Mit Röntgen- und CT-Aufnahmen kommen die Ärzte der seltenen Diagnose auf die Spur – und machen einen überraschenden Fund in seinem Bauch.

Als das Baby mit aufgeblähtem Bauch in der Klinik ankommt, ahnen die Ärzte nicht, was für ein ungewöhnliches Rätsel sie vor sich haben. Weltweit gibt es weniger als hundert ähnliche Fälle, die in der Literatur beschrieben sind. Es sind Geschichten, die nach Gruselkabinett klingen – und dennoch wahr sind. Doch erst einmal ist der zweieinhalb Monate alte Junge für die Kinderchirurgen von der Banaras Hindu University im indischen Varanasi ein ganz normales Kind, das Hilfe braucht.

Die Eltern berichten, dass der erste Lebensmonat normal verlief. Nach vier Wochen hatte der Junge immer wieder einen harten Bauch und erbrach sich häufig. Das tun viele Säuglinge, und weil das Erbrechen und die Anspannung der Bauchdecke immer wieder verschwanden, warteten die Eltern ab. Als die Symptome aber auch sechs Wochen später noch häufig auftreten, sucht das besorgte Paar Hilfe im Krankenhaus.

Als die Ärzte den Jungen untersuchen, ist sein Bauch zwar weich. In der linken Hälfte aber tasten sie eine große, relativ feste, verschiebbare Masse, die dort nicht hingehört. Normalerweise lassen sich bei kleinen Kindern lediglich noch der Rand der Leber und mitunter die Milz im rechten und linken Oberbauch ertasten.

Einverleibte Zellen

Zunächst untersuchen die Mediziner das Kind per Ultraschall.[22] Die Struktur in der linken Bauchhälfte sieht aus wie ein großer verkalkter Klumpen, der Hohlräume aufweist und unter anderem aus weichem Gewebe bestehen könnte. Als Nächstes wird der Bauch des Babys geröntgt. Auch auf diesen Bildern sehen die Radiologen verkalkte Anteile, möglicherweise handelt es sich sogar um Knochen.

Die Ärzte gehen davon aus, dass sie das Kind operieren müssen. Um die Größe und die Beschaffenheit der seltsamen Masse besser einschätzen zu können, machen sie eine Computertomografie des Bauches. Die bedeutet zwar eine hohe Strahlenbelastung für den Jungen. Doch mit einer Kernspinuntersuchung, die nicht mit Röntgenstrahlen, sondern mit Magnetfeldern arbeitet, lassen sich Knochen nur schlecht darstellen – diese vermuten die Mediziner jedoch in der Struktur.

Die Schichtaufnahmen geben den entscheidenden Hinweis: Aus den einzelnen Bildern lässt sich ein Gesamtbild erstellen, auf dem die Masse aussieht wie ein Fötus. Wenn im Mutterleib Zwillinge entstehen, kann es durch eine Fehlteilung während der Entwicklung des Embryos passieren, dass sich Zellen des einen Embryos in den anderen hineinverlagern. Mediziner nennen dieses extrem seltene Phänomen Foetus in Foeto. Während der eine Embryo in der Schwangerschaft zu einem gesunden Kind heranreift, teilen sich die quasi einverleibten Zellen des Zwillings nicht mehr richtig – es entstehen lediglich deformierte Gliedmaßen, funktionsunfähige Organe und Zellhaufen.

Einling, Zwilling, Drilling?

Die Operation überrascht die Mediziner trotzdem: Im Bauch des Jungen finden sie eine Gewebemasse, die direkt aus seiner Hauptschlagader mit Blut versorgt wird. Sie ist mit 20 mal acht Zentimetern so groß, dass sie seine Milz, seinen Darm, seine Bauchspeicheldrüse und seine linke Niere verdrängt. Nachdem die Chirurgen die Gewebemasse entfernt haben, entdecken sie, dass es sich nicht nur um einen, sondern sogar um zwei kleine Föten handelt – die Mutter hätte eigentlich Drillinge bekommen sollen.

Die Ärzte finden Haare, Fuß, Rumpf und Kopf. Bei den späteren Zelluntersuchungen zeigt sich, dass in den beiden Föten die verschiedensten Gewebearten wie Nieren- und Nervenzellen, Muskeln, Haut und Knochen vorhanden sind. Die Föten sind über ein nabelschnurähnliches Gewebeband miteinander verbunden – lebensfähig wäre keiner von beiden gewesen.

Bei dem extrem seltenen Phänomen befindet sich der eingeschlossene Fötus meist im Bauch des gesunden Kindes und verursacht dort früh Beschwerden. So auch bei einem neugeborenen Jungen in Chile, in dessen Magen ein etwa zehn Zentimeter großer Fötus gefunden wurde. Doch auch in anderen Organen können die Zellen eines Zwillingsfötus eingeschlossen werden. Ein US-Arzt etwa berichtete von einem kleinen Jungen, der eigentlich aufgrund eines Hirntumors operiert wurde. Im Zentrum des vermeintlichen Tumors fanden die Ärzte allerdings einen kleinen Fuß und eine deformierte Hand.

Sehr selten kommt es auch vor, dass die Betroffenen jahrelang – oder sogar bis zu ihrem Tod – mit dem verkümmerten Zwilling im Leib leben. Bekannt ist etwa der Fall eines Inders, der 36 Jahre lang seinen deformierten Fötus in sich trug. Dieser war so groß, dass der Mann aussah, als sei er schwanger. Schließlich wurde der Druck auf sein Zwerchfell so groß, dass er nur noch schwer Luft bekam und operiert werden musste. Die Probleme verschwanden, er wurde schnell wieder gesund. Auch der Säugling im indischen Varanasi erholt sich nach der Operation schnell und gut. Schon bald nach dem Eingriff darf er zu seinen Eltern nach Hause.

21 Gefährliche Liebschaft

Urplötzlich bekommt eine 18-Jährige Fieber, Husten und Atemnot. Ihre Beschwerden werden so stark, dass sie ins Krankenhaus muss. Erst als die Patientin in der dritten Klinik schwer krank auf der Intensivstation liegt, lösen die Ärzte das Rätsel. Die Spur führt zum neuen Freund der Frau.

Alles beginnt wie ein harmloser viraler Infekt. Die 18-jährige Gärtnerin bekommt Fieber, hustet, es folgen nächtliche Schweißausbrüche, Halsschmerzen, Brustschmerzen und Luftnot. Ihr ist übel, sie erbricht und hat Durchfall.

Die junge Frau versucht es mit dem Inhalator eines Verwandten, die Atemnot verbessert sich kurzzeitig. Wenige Tage später geht sie dennoch ins Krankenhaus, sie hat mehr als 39 Grad Celsius Fieber. In der Notaufnahme bekommt sie ein Antibiotikum und einen eigenen Inhalator verschrieben und wird wieder nach Hause geschickt.

Nur zwei Tage darauf, so berichten es Daniel Hunt und seine Kollegen, geht die Patientin in eine zweite Klinik.[23] Sie klagt über stärker werdenden Husten mit weißem Auswurf, auch Erbrechen, Durchfall und Luftnot sind schlimmer als zuvor. In der Klinik klagt sie über äußerst starke

Brustschmerzen und erzählt den Ärzten, sie habe vor etwa einer Woche eine Zecke an ihrem Bauch gefunden. Bei der Untersuchung fällt vor allem die Luftnot der Patientin auf, ihre Lunge pfeift beim Abhören. Innerhalb weniger Stunden entwickelt sie erneut Fieber.

Kein Krankheitserreger nachweisbar

Die Mediziner röntgen den Brustkorb der Patientin. Vor allem der linke Lungenflügel hebt sich auf der Aufnahme nicht wie bei einem Gesunden schwarz vom restlichen Brustkorb ab, sondern scheint von milchigen Wolken bedeckt zu sein – ein Hinweis auf eine Lungenentzündung. Die Ärzte beginnen mit einer Antibiotikatherapie, die sich gegen die wahrscheinlichsten Krankheitserreger von Lungenentzündungen richtet. Gleichzeitig starten sie die Spurensuche: Sie testen das Blut der Frau auf Krankheitserreger und prüfen, ob eine HIV-Infektion die Atembeschwerden verursacht, doch sie finden nichts. Der Zustand der Patientin verschlechtert sich unterdessen weiter.

Vier Tage später wird die Frau in einem Computertomografen untersucht. Wieder sind Zeichen einer Lungenentzündung sichtbar. Weil die Medikamente bislang keinen Erfolg zeigen, wechseln die Ärzte die Antibiotika. Doch nach wenigen Tagen versagt die Lunge der 18-Jährigen, sodass die Ärzte sie intubieren und beatmen müssen. Sie spülen die Lunge der Patientin mit Flüssigkeit und analysieren diese – wieder finden sie keine Hinweise auf Krankheitserreger.

Elf Tage nach der Aufnahme verlegen die Mediziner der zweiten Klinik ihre Patientin schließlich ins Massachusetts

General Hospital und bitten die Mediziner dort um Hilfe. Nach der Ankunft fällt den Ärzten eine verkrustete Verletzung an der Lippe der Patientin auf. Bei der Suche nach möglichen Ursachen des Lungenversagens notieren sie, die 18-Jährige habe keine bekannten Allergien, schlafe in einem feuchten Zimmer und sie rauche neben Zigaretten auch Marihuana. Gereist sei sie in letzter Zeit nicht, und sie sei mit ihrem Freund erst seit Kurzem zusammen.

Mit einem Endoskop können die Ärzte direkt in die Luftwege hineinsehen. Die Lungenschleimhaut ist gereizt, stellen sie bei dieser Bronchoskopie fest. Außerdem spülen sie die Lunge erneut mit Flüssigkeit, die sie anschließend im Labor untersuchen.

Zeckenbiss oder Beziehungsfolge?

Vor allem zwei mögliche Ursachen halten die Mediziner jetzt für wahrscheinlich. Praktisch alle üblichen Krankheitserreger scheiden aus, weil die Patientin auf eine der bereits ausprobierten Behandlungen hätte reagieren oder sich die Erreger in Untersuchungen hätten nachweisen lassen müssen. Übrig bleiben das von Zecken übertragene Bakterium Francisella tularensis und eine Virusinfektion, die zum Beispiel der neue Freund der Patientin auf sie übertragen haben könnte.

Einige der Symptome der Patientin scheinen zur vom Francisella-Bakterium ausgelösten Tularämie zu passen, andere wiederum nicht. Insgesamt halten die Ärzte eine Virusinfektion für wahrscheinlicher, unter anderem, weil der Zeckenbiss der Patientin erst nach dem Einsetzen der Krankheitssymptome erfolgte.

Fündig werden die Mediziner schließlich bei einem Krankheitserreger, den nahezu jeder Mensch kennt und den kaum jemand mit einem so schweren Krankheitsverlauf in Verbindung bringt: Vermutlich hat das Herpes-simplex-Virus 1 (HSV-1) die Lungenentzündung der Patientin verursacht, der Auslöser des Lippenherpes. Möglicherweise ist ihre verheilende Lippenwunde der Rest eines Herpesbläschens. Die Ärzte können das HSV-1 schließlich auch in der Lungenspülflüssigkeit nachweisen.

Die Patientin bekommt sofort ein antivirales Medikament, innerhalb von 48 Stunden bessert sich ihr Zustand deutlich und sie kann wieder selbstständig atmen. Allerdings leidet sie unter einer Komplikation der Virusinfektion: Die Nerven in ihren Beinen sind durch die Herpesviren so geschädigt, dass die 18-Jährige vor allem den linken Fuß nur mit Mühe heben kann. Dieses sogenannte Guillain-Barré-Syndrom behindert die junge Frau auch nach der Entlassung, zudem ist sie bei der letzten Nachuntersuchung immer noch kurzatmig, berichten ihre Ärzte.

22 Verfärbte Augen, zitternde Hände

Es ist ein unauffälliger, schleichender Prozess: Die Hände einer 18-Jährigen zittern, sie spricht verwaschen und bewegt sich langsam. Im Gehirn entdecken Neurologen Veränderungen – doch es ist ein bestimmter Blick, der die Mediziner auf die richtige Fährte leitet.

Wenn sich etwas am Körper langsam verändert, fällt es oft schwer, das überhaupt zu erkennen. So geht es auch der jungen Frau, die sich in der neurologischen Abteilung des University College London (UCL) vorstellt. Die 18-Jährige kommt, weil ihre Hände mal kalt und mal warm, mal blass und mal rot werden. Außerdem kann sie ihre Bewegungen nicht mehr durchgehend kontrollieren – und das schon länger: Manchmal hebt sich ihr Arm unwillkürlich in die Luft, ihre Hände zittern, auch die Sprache ist undeutlich, und wenn sie sich bewegt, tut sie das langsam und behäbig.

Ihr Körper hat sich etappenweise verändert, mal zittern die Hände unkontrollierbar, mal halten sie still. An einem Tag kann sie sich gut konzentrieren, am nächsten ihre Gedanken nur schlecht ordnen. Obwohl das schon seit drei Jahren so geht, sucht die junge Frau erst jetzt Hilfe, wie die Neurologen Annette Schrag und Jonathan Schott berichten.[24]

Ein Blick, eine Diagnose?

Die Ärzte untersuchen ihre Patientin und bemerken an Armen und Beinen ein Zittern, den sogenannten Tremor. Gleichzeitig sind die Muskeln der Patientin verkrampft, und sie bewegt sich langsam. Auch beim Schlucken hat sie Probleme.

Es ist aber vor allem der Blick in die Augen der Frau, der die Spezialisten auf die richtige Fährte führt: Auf beiden Seiten umgibt ein brauner Ring ihre hellblaue Iris. Längst nicht jeder Arzt kennt dieses Symptom, das Fachleute Kayser-Fleischer-Kornealring nennen. Es ist Ausdruck einer seltenen Erkrankung, des sogenannten Morbus Wilson. Dabei speichert der Körper zu viel Kupfer in der Leber, aber auch in Nervenzellen und anderen Organen.

Um ihre Verdachtsdiagnose zu prüfen, nehmen sie der Frau Blut ab und untersuchen die Leberwerte. Tatsächlich sind bestimmte Enzyme, die sogenannten Transaminasen, deutlich erhöht. Das weist darauf hin, dass Leberzellen zerstört werden. Das Transportprotein für Kupfer hingegen ist zu niedrig, was dafür spricht, dass eine große Menge an Kupfer die Vehikel bindet und sie daher im Blut kaum nachweisbar sind. Der Kopf der Patientin wird außerdem im Kernspintomografen untersucht. An vielen Stellen im Gehirn finden die Ärzte Auffälligkeiten: Die Basalganglien etwa, die Bewegungsabläufe mitsteuern, sind verkleinert, und auch im Hirnstamm sind die Nervenzellen verändert.

Damit gehen die Mediziner von einem Morbus Wilson aus. Es handelt sich um eine Erbkrankheit, bei der das Gen mutiert ist, das die Kupferausscheidung über die Gallengänge steuert. Dadurch verbleibt das mit der Nahrung aufgenommene Kupfer im Körper. Weltweit ist etwa einer von 30.000 Menschen betroffen, bei der Patientin wird die Diagnose mit einem Gentest bestätigt.

Keine Nüsse, Rosinen und Innereien mehr

Die Symptome können bei dieser Krankheit sehr unterschiedlich ausfallen, je nachdem, ob die Probleme in der Leber oder im zentralen Nervensystem überwiegen. Während manche Patienten schon im Kindesalter gelbe Haut bekommen, eine vergößerte Leber haben und sich abgeschlagen fühlen, leiden andere erst als Erwachsene unter Bewegungsstörungen, Depressionen oder Händezittern. Es kann zum akut lebensbedrohlichen Leberversagen kommen oder eine chronische Leberzirrhose entstehen, manche Betroffenen haben überhaupt keine Symptome.

Ohne Therapie würden Erkrankte innerhalb weniger Jahre sterben. Eine kupferarme Diät allein reicht nicht aus, um die gestörte Kupferbilanz auszugleichen. Dennoch sollten Betroffene auf Nüsse, Kakao, Rosinen, Innereien und Krustentiere verzichten, empfiehlt die Deutsche Gesellschaft für Neurologie.

Es gibt allerdings wirksame Medikamente: Die Wirkstoffe Penicillamin und Trientin verbinden sich mit dem überschüssigen Kupfer und werden über die Niere ausgeschieden. Allerdings können sich die Symptome durch diese sogenannte Chelat-Therapie zunächst verschlechtern und es kann passieren, dass die Zahl der Blutzellen gefährlich absinkt. Alternativ setzen Ärzte Zink ein, das die Aufnahme von Kupfer aus dem Darm reduziert.

Als die Diagnose feststeht, entscheiden sich die Ärzte für eine Chelat-Therapie. Diese schlägt so gut an, dass sich die neurologischen Symptome der jungen Frau zurückbilden und auch die Kayser-Fleischer-Kornealringe verschwinden.

Herzschlag im Ohr

23

Gequält von einem Geräusch im Ohr läuft eine Patientin von einem Arzt zum anderen. Ein Tinnitus-Verdacht bestätigt sich nicht. Was ist Ursache ihres Leidens? Eine Ultraschalluntersuchung bringt die Mediziner auf die richtige Spur.

Der Hausarzt findet nichts, der HNO-Arzt auch nicht. Der nächste Internist ist ebenso ratlos wie der Kardiologe, auch der Orthopäde hat keine zündende Idee, und die Diagnostik des Neurologen bleibt ohne eindeutiges Ergebnis: Keiner weiß, warum die 72-jährige Frau, die in Hamburg einen Arzt nach dem anderen konsultiert, Ohrgeräusche hört.

Seit über einem Jahr plagt das Pochen im linken Ohr die Patientin. Es ist genauso schnell wie ihr Herzschlag, pulsiert mal mehr und mal weniger laut, bei Ruhe aber ist es immer da. Die Frau kann nachts nicht schlafen, sie fühlt sich matt und gequält.

Die behandelnden Ärzte lassen eine Computertomografie vom Kopf und eine Kernspinaufnahme machen. Die Radiologen vermuten, es könne sich um eine »gering ausgeprägte Labyrinthitis« handeln, also um eine unspezifische

Entzündung des Innenohrs, wie sie mitunter beim Tinnitus vorkommt. Sie untersuchen außerdem die Gefäße im Kopf der Frau und notieren: »Keine Gefäßanomalie. Keine Fistel.«

Der nächste Neurologe gibt sich mit diesen Befunden nicht zufrieden. Die Frau hat keinen typischen Tinnitus, der schwierig zu therapieren und nur selten komplett zu beheben ist. Diese Patientin hat ein pulssynchrones Ohrgeräusch. Ein direkt im Ohr gehörter Herzschlag spricht für eine sogenannte Durafistel. Dabei handelt es sich um eine Verbindung zwischen den Arterien im Kopf, die das Gehirn mit sauerstoffreichem Blut versorgen, und den venösen Abflüssen, die im Gehirn innerhalb der harten Hirnhaut (Dura mater) unter der Schädeldecke verlaufen.

Sehen, hören, schmecken: ganz normal

Normalerweise gibt es eine solche Verbindung nicht, mitunter entsteht sie durch einen Unfall, manchmal aber auch ohne erkennbaren Grund. Eine solche Fistel kann gefährlich werden, wenn sich der hohe Blutdruck aus den Arterien auch in den Venen aufbaut und das Blut nicht schnell genug abfließt. Dann droht eine Hirnblutung.

Weil der Arzt dieses Krankheitsbild vermutet und die bislang angefertigten Aufnahmen für eine endgültige Beurteilung nicht ausreichen, schickt er die gequälte Patientin in die neurologische Abteilung der Hamburger Asklepios-Klinik Wandsbek. Die Mediziner dort finden neben den subjektiven Beschwerden keine krankhaften Veränderungen:

Die Frau kann normal sehen, hören, riechen und schmecken, sie hat keine Kopfschmerzen oder Lähmungen, die für einen pathologischen Vorgang im Gehirn sprechen würden.

Die Ärzte machen nun den entscheidenden Schritt: Sie untersuchen den Kopf der Frau per Ultraschall – und finden heraus, dass die linke Hinterhauptsarterie ungewöhnlich stark durchströmt ist. Wie der Neurologe Christian Arning und seine Kollegen berichten, ist dieser Befund typisch für eine Durafistel.[25]

Endlich frei vom Dröhnen im Ohr

Nun klären die Radiologen mit einer genaueren Röntgenuntersuchung, ob die Verdachtsdiagnose stimmt: Sie spritzen der Patientin Kontrastmittel und beobachten im Röntgen, ob sich die Substanz durch die Füllung der linken Hinterhauptsarterie auch im benachbarten Venenabfluss verteilt, dem sogenannten Sinus sigmoideus.

Die Gefäßdarstellung bestätigt die Verdachtsdiagnose Durafistel. Die Therapie ist vor allem abhängig von der Blutungsgefahr, aber auch vom Leidensdruck der Betroffenen.

Das Risiko dafür, dass es aus den Gefäßen der Patientin ins Gehirn blutet, ist gering, denn der venöse Abfluss ist bei ihr kaum gestört. Weil sie aber sehr unter dem Pulsieren im Ohr leidet, wird der Kurzschluss zwischen den Gefäßen in ihrem Kopf unterbrochen. Dazu schieben die Ärzte einen Katheter durch ihre Gefäße bis hoch in die Hinterhauptsarterie und verkleben die falsche Verbindung. Danach ist die Patientin beschwerdefrei und erleichtert.

Als das Geräusch ein Jahr später erneut auftritt, muss sie nicht mehr lange nach der richtigen Therapie suchen und ist nach einem weiteren Eingriff wieder befreit von dem störenden Pulsieren.

24 Vom Mann plötzlich zur Frau

Mit geschwollenem Bauch sucht ein Chinese Rat im Krankenhaus. In seinem Bauch finden die Ärzte wuchernde Eierstöcke. Ein Bluttest bestätigt: Der Mann ist tatsächlich eine Frau. Die Erbgutanalyse offenbart eine weitere Überraschung.

Als der 66-jährige Chinese in Yau Ma Tei (Hongkong) ins Krankenhaus kommt, ahnt er nicht, dass die Ärzte etwas finden werden, was sein Leben auf den Kopf stellen wird. Was ihn plagt, sind seine Bauchschmerzen und die geschwollenen Knöchel. Bereits seit einem Jahr wird sein Bauch auf unerklärliche Weise immer dicker, jetzt braucht er Hilfe.

Den Ärzten im Kwong-Wah-Krankenhaus fällt zuerst auf, dass der bärtige Mann sehr klein ist: Er misst nur 1,37 Meter. Im Alter von zehn Jahren sei er einfach nicht weitergewachsen, berichtet der Mann, der in Vietnam geboren wurde und als Waise aufwuchs.

Sein Bauch fühlt sich hart an, beim Abtasten finden die Ärzte aber keinen Hinweis darauf, dass eines der Organe vergrößert ist. Allerdings ist der Penis des Mannes sehr klein und er hat keine Hoden. Die Harnröhre endet nicht an der Spitze des Penis, sondern an der Unterseite, deshalb sei immer wieder unwillkürlich Urin ausgeflossen, berichtet der Patient zögernd.

Eine Computertomografie vom Bauch zeigt: Eine fast handballgroße Wucherung mit zahlreichen dünnen Zwischenwänden wächst hinter seiner Harnblase. Weil die Ärzte aufgrund der auffälligen Geschlechtsmerkmale und der geringen Größe ihres Patienten eine Hormonstörung vermuten, bestimmen sie zahlreiche Blutwerte. Für einen Mann ist der Testosteronspiegel zwar relativ niedrig, dafür aber ein anderes Hormon, das sogenannte Androstendion, stark erhöht.

Der Patient ist eine Patientin

Wie die Ärzte berichten, haben sie den Verdacht, dass ihr Patient ein sogenanntes Adrenogenitales Syndrom (AGS) haben könnte.[26] Das ist eine Störung, bei der das lebenswichtige Hormon Cortisol aufgrund eines Gendefekts nicht in ausreichender Menge hergestellt wird. Cortisol entsteht normalerweise in der Nebennierenrinde, wo auch Androgene produziert werden, also männliche Geschlechtshormone, sowie das Hormon Aldosteron, das den Wasser- und Elektrolythaushalt reguliert.

Die Nebenniere ist mit der Hypophyse und dem Hypothalamus im Gehirn in einen fein abgestimmten Regelkreislauf eingebunden, der die Hormone auf einem stabilen Niveau halten soll. Weil beim AGS viel zu wenig Cortisol im Blut ist, kurbeln Hypothalamus und Hypophyse ihre Produktion an, was wiederum die Nebennierenrinde aktiviert.

Da diese aufgrund des Gendefekts aber kein Cortisol produzieren kann, werden stattdessen zu viele männliche Sexualhormone produziert. Je nach Ort der genetischen Veränderung gerät mitunter auch der Wasserhaushalt aus dem Gleichgewicht.

Die Mediziner vermuten, ihr Patient sei genetisch eine Frau, die schon während der Schwangerschaft so viele männliche Geschlechtshormone in ihrem Körper hatte, dass sie bereits bei der Geburt aussah wie ein Junge. Die Klitoris wird dabei durch die Androgene so groß, dass sie aussieht wie ein kleiner Penis. Eine frühe Pubertät ist außerdem typisch, ebenso wie der zu verfrühte Wachstumsstopp.

Weiterleben als Mann

Um ihren Verdacht zu überprüfen, machen die Ärzte einen speziellen Belastungstest, der die Diagnose AGS bestätigt – allerdings sind nur die Geschlechtshormone und nicht das Aldosteron betroffen.

Zusätzlich lassen sie auch die Chromosomen des Patienten analysieren. Das Ergebnis überrascht die Mediziner: Zwar handelt es sich tatsächlich um eine Frau – doch sie hat nicht wie gewöhnlich zwei X-Chromosomen, sondern nur eines. Eine solche Konstellation bezeichnen Genetiker als Turner-Syndrom. Etwa eines von 2500 Kindern kommt mit dieser Genmutation zur Welt, bei der die betroffenen Frauen zahlreiche äußerliche Veränderungen wie Minderwuchs oder Ohrfehlbildungen haben und meist unfruchtbar sind, weil in den Eierstöcken keine Eizellen heranreifen. Die Betroffenen sind durchschnittlich intelligent und können ein normales Leben führen, wenn sie zusätzlich Östrogene einnehmen. Berichte von Menschen, die wie in diesem Fall sowohl ein Turner-Syndrom als auch ein AGS haben, gibt es weltweit kaum mehr als eine Handvoll, schreiben die Autoren.

Der Patient entscheidet sich, weiterhin als Mann zu leben und keine verändernden chirurgischen Maßnahmen durchführen zu lassen. Heute wird ein AGS in Deutschland im Rahmen des Neugeborenenscreenings normalerweise direkt nach der Geburt entdeckt. Der Ersatz von Cortisol reguliert dann den aus dem Gleichgewicht geratenen Regelkreislauf. Zusätzlich kann eine vergrößerte Klitoris operiert werden.

Bei dem Patienten wird aber lediglich der Tumor aus dem Bauch entfernt. Es handelt sich um eine gutartige Veränderung, die von den Eierstöcken ausgeht. Nachdem die Chirurgen die Wucherung entfernt haben, identifizieren sie ein kleines Anhängsel als verkümmerten Uterus. Der Patient schluckt fortan regelmäßig Cortisol, um den Mangel auszugleichen.

25 Schmerzhaftes Handicap

Schmerzen in der Flanke zwingen einen 81-jährigen Sportler in die Notaufnahme. Der Mann kann seine Golfrunde nicht beenden, er muss sich übergeben. Alles deutet auf einen Herzinfarkt hin, doch die Diagnose ist überraschend.

Eigentlich ist der 81-Jährige für sein Alter erfreulich gesund. Jetzt allerdings krümmt er sich unter Schmerzen. Sie setzen mitten auf dem Golfplatz ein und strahlen vom Oberbauch in den Rücken aus. Bewegt der Mann sich, wird der Schmerz stärker, zudem kämpft er mit Übelkeit und muss sich übergeben.

In der Notaufnahme des Krankenhauses im Norden Londons, in dem der Golfer landet, untersuchen ihn Sheila Lumley und ihre Kollegen.[27] Sie sind beeindruckt: Trotz seines hohen Alters muss ihr 81-jähriger Patient nur ein Medikament wegen einer Unterfunktion der Schilddrüse einnehmen.

Blass sitzt der Mann vor den Ärzten. Es ist offensichtlich, dass ihm nicht wohl ist. Sein Herz schlägt 53 Mal in der Minute, sein Blutdruck ist mit 106 zu 54 Millimetern Quecksilbersäule (mmHg) normal, und auch die Atmung funktioniert. Sowohl beim Abtasten des Bauchs als auch nach der Blutwertanalyse können die Mediziner nichts Auffälliges entdecken. Selbst im EKG gibt es keine Hinweise auf einen Herzinfarkt, lediglich der Herzrhythmus ist aus dem Takt geraten – eine unbedenkliche Alterserscheinung.

Das Bild, das sich den Ärzten bietet, ist außergewöhnlich

Plötzliche Schmerzen, die vom Oberbauch ausstrahlen, sind bei einem Mann dieses Alters normalerweise typische Anzeichen für einen Verschluss jener Schlagadern, die das Herz versorgen. Nachdem sie aber einen Herzinfarkt ausgeschlossen haben, suchen die britischen Ärzte weiter nach der Ursache für seine Schmerzen.

Sie schicken ihren Patienten zu Röntgenuntersuchungen. Herz und Lunge sehen normal aus, auch das Bild des Bauches ist unauffällig. Schließlich wird der Mann auch im Computertomografen (CT) untersucht – und die Ärzte werden fündig: Ursache für die plötzlichen Flankenschmerzen des Golfers ist ein etwa einen Zentimeter breiter Bluterguss in der Leberkapsel, der sich ohne erkennbaren Grund gebildet hat. Mediziner sprechen von einem subkapsulären Hämatom. Die Blutgefäße, die die Leber versorgen, erscheinen auf den CT-Aufnahmen normal, Hinweise auf Entzündungen sind ebenfalls nicht zu erkennen.

Woher also stammt das Hämatom? Solche schmerzhaften Flüssigkeitsansammlungen in der Leberhülle sind Ärzten durchaus bekannt. Sie können bei Unfallopfern vorkommen oder bei Krebspatienten, auch als Komplikation nach endoskopischen Untersuchungen. Bei der sogenannten Präeklampsie, einer mit Bluthochdruck einhergehenden Komplikation der Schwangerschaft, kann es ebenfalls zu einem solchen Bluterguss kommen.

Dass es aber ohne erkennbaren Grund in die Leberkapsel blutet, ist für die britischen Ärzte zunächst ein Rätsel. Bei der Literaturrecherche finden sie nur einen einzigen ähnlichen Fallbericht. Endgültig beweisen können sie es zwar nicht, aber sie vermuten, dass sich der 81-Jährige die Leberkapselblutung bei einem Golfschlag zugezogen hat.

Trotz der außergewöhnlichen und seltenen Diagnose hat der alte Golfspieler Glück. Reißt die Leberkapsel, kann es zu starken Blutungen in die Bauchhöhle kommen und der Betroffene kann an den Folgen sterben. Beim Londoner Golfer reicht eine dreitägige Behandlung im Krankenhaus mit Infusionen, Antibiotika und Schmerzmitteln. Schließlich wird er ohne Beschwerden wieder entlassen – und kann weiter an seinem Handicap arbeiten.

Gewimmel im Bauch 26

Ein junger Mann krümmt sich vor Bauchschmerzen und sucht Hilfe im Krankenhaus. Die Ärzte bemerken eine heftige Spannung in seinem Unterbauch, auf CT-Bildern entdecken sie die tennisballgroße Ursache. Es gibt nur einen Weg: Der Mann muss unter höchsten Vorsichtsmaßnahmen operiert werden.

Als der 19-Jährige in die Klinik eingeliefert wird, hat er starke Bauchschmerzen im Unterleib. Ihm ist schwindelig und er übergibt sich immer wieder. Der junge Mann kennt Bauchschmerzen: Seit zwei Jahren leidet er immer wieder unter einem Druckgefühl im Bauch, auch kolikartige Schmerzen plagen ihn zuweilen. Doch diesmal ist es anders, schlimmer. Die Ärzte im King Fahad Specialist Hospital im saudi-arabischen Dammam kümmern sich sofort um den Kranken.

Fieber habe er nicht gehabt, auch der Stuhlgang sei immer normal gewesen und das Gewicht gleich geblieben, berichtet der Patient unter Schmerzen. Als die Ärzte seine Temperatur messen, beträgt diese 37,9 Grad und ist damit leicht erhöht. Sein Bauch ist vor allem im unteren Bereich hart, auf jede Berührung reagiert der Mann reflexhaft mit Abwehrspannung. Die Ärzte nehmen ihrem Patienten Blut ab, in dem sich deutlich zu viele weiße Blutkörperchen befinden, wie die Analysen ergeben. Das spricht ganz allgemein für eine Entzündung. Die übrigen Werte sind offenbar normal, darunter auch Tests auf einen Bandwurmbefall.[28]

Der Blick auf die Leber erhärtet den Verdacht

Doch von den normalen Blutwerten lassen sich die Mediziner nicht täuschen. Nicht jede Infektion lässt sich im Blut nachweisen. Daher schieben sie ihren Patienten in die Computertomografie-Röhre und lassen Bilder von seinem Bauch anfertigen. Allein der Blick auf die Leber reicht schon aus für eine Verdachtsdiagnose: In dem großen Stoffwechselorgan erkennen die Ärzte eine etwa tennisballgroße, runde Struktur, die von Zwischenwänden unterteilt wird – das ist typisch für einen Bandwurmbefall. Auch im Unterbauch quetschen sich mehrere Hohlräume unterschiedlicher Größe nebeneinander und verursachen offenbar die starken Schmerzen des Mannes.

Die Ärzte vermuten, dass es sich um einen Bandwurm der Gattung Echinococcus handelt, von der sowohl der Hunde- als auch der Fuchsbandwurm dem Menschen gefährlich werden können. Der Hundebandwurm Echinococcus granulosus wird von Hunden als Endwirt übertragen und befällt neben dem Menschen auch Schafe, Ziegen, Schweine oder Pferde als Zwischenwirt. Dort nistet er sich im Larvenstadium – bei Bandwürmern Finnen genannt – vor allem in der Leber, aber auch in Lunge, zentralem Nervensystem und anderen Organen ein.

Der Bandwurm sieht aus wie eine Blase (Zyste), die von dünnen Zwischenwänden in mehrere Räume unterteilt wird. Als Abwehrreaktion baut der menschliche Organismus eine Hülle aus Bindegewebe um den Parasiten auf – oft bleibt eine Infektion daher lange unentdeckt. Mitunter bemerken die Betroffenen ihre Erkrankung erst, wenn die Zyste sehr groß wird, platzt oder sich entzündet. Auch der Fuchsbandwurm Echinococcus multilocularis ist für den Menschen gefährlich. Allerdings zersetzt er durch ein eher bläschenartiges Wachstum die menschlichen Organe und führt unbehandelt im Großteil der Fälle zum Tod.

Sorgfältige Operation

Eine abschließende Unterscheidung zwischen Fuchs- oder Hundebandwurm liefern Laboranalysen, im Falle des jungen Mannes schreiben die Mediziner das Ergebnis jedoch nicht in ihren Fallbericht. Der Patient muss jetzt operiert werden, denn der Parasit darf nicht im Körper bleiben. Dabei achten die Chirurgen genau darauf, dass sie die ganze Finne entfernen und sich der Inhalt der Hohlräume nicht im Bauchraum verteilt. In der Leber finden sie neben der tennisballgroßen Zyste noch eine weitere abgekapselte Höhle – beide werden vorsichtig entleert. Auch im Bauchraum und im Becken haben sich zahlreiche Hohlräume entwickelt, aus einem tritt bereits infektiöse Flüssigkeit aus. Die

Operateure entfernen die Zysten aus dem Bauch und nähen ihn wieder zu.

Nachdem er sich vom Eingriff erholt hat, darf der Mann wieder nach Hause gehen. Allerdings muss er dreimal vier Wochen lang – mit jeweils einer zweiwöchigen Pause dazwischen – morgens und abends das Medikament Albendazol nehmen, das Parasiten wie Echinococcus abtötet. Dem Patienten scheint das zu helfen: Wie die Ärzte berichten, ist er fünf Jahre später gesund und hat keine Anzeichen dafür, dass er noch vom Bandwurm befallen ist. Vielen Betroffenen geht das anders: Nicht immer gelingt es, die Finnen des Bandwurms komplett zu entfernen. Dann müssen die Patienten oft lebenslang Medikamente einnehmen.

27

Gehirn wie ein Streuselkuchen

300 Knoten an Gesicht, Brust, Armen und Beinen: Obwohl ein Vietnamese sich immer mehr verändert, sucht er keine Hilfe. Erst als er epileptische Anfälle bekommt, geht er in die Klinik. Dort entdecken die Ärzte, was sich in seinem Körper tummelt.

Es gibt keinen Zweifel, dass manche Menschen zu schnell zum Arzt gehen. Jedes Bauchdrücken, Augenbrennen oder Fußzwicken nehmen sie zum Anlass, endlich wieder den Mediziner ihres Vertrauens aufzusuchen und ihr Leid zu klagen. Das andere Extrem sind jene Patienten, die keine sein wollen oder können. Die Praxen und Kliniken nur äußerst selten von innen sehen, die einen Arzt erst in letzter Minute um Rat bitten.

Zu der letzten Gruppe zählt wohl der 42-jährige Vietnamese, der jahrelang seltsame Veränderungen an seinem Körper beobachtet. Langsam, aber stetig wachsen unter seiner Haut, in den Muskeln und am Kopf zahlreiche Knoten. Drei Jahre schaut er zu, wie sich an seinen Armen und am Oberkörper ständig neue, kleine Hügel auftun. Außerdem leidet er unter starken Kopfschmerzen. Die Universitätsklinik von Hanoi sucht er allerdings erst auf, als er ohne medizinische Hilfe nicht mehr weiterweiß: Er leidet plötzlich unter epileptischen Anfällen.

Warum der Mann nicht schon viel früher Rat sucht, erklärt Nguyen De von der vietnamesischen Hanoi Medical University nicht. Doch er berichtet davon, wie er der Ursache der schleichenden Veränderung auf die Spur kommt.[29]

Als er seinen Patienten untersucht, zählt er etwa 300 Knoten an dessen Körper: 54 an Kopf, Gesicht und Nacken, 110 auf der Brust und dem Rücken, 86 auf den Armen und 52 an den Beinen. Die harten Vorwölbungen sind mindestens so groß wie Erbsen, manche sogar größer.

Der Arzt führt drei entscheidende Untersuchungen durch: Er schiebt den Mann in eine Computertomografie-Röhre und lässt Bilder von dessen Kopf anfertigen – schließlich hat der Patient epileptische Anfälle und leidet unter Kopfschmerzen. Außerdem untersucht er Stuhlproben und entnimmt ein Stück Gewebe von einer der knotigen Veränderungen.

In der Stuhlprobe entdecken die Laborärzte einzelne Glieder eines Bandwurms. In der Gewebeprobe finden sie ebenfalls Wurmteile, die mit ganz besonderen Strukturen ausgestattet sind: Sie besitzen Haken und Saugnäpfe, mit denen sie sich an Gewebe anheften können. Bei der genauen Betrachtung erkennen sie, dass es sich um einen sogenannten Schweinebandwurm handelt. Und der tummelt sich auch im Gehirn des Mannes. Was auf dem CT-Bild aussieht wie ein Streuselkuchen, sind lebende, tote, mumifizierte und kalzifizierte Formen des Parasiten.

Den Schweinebandwurm gibt es auf der ganzen Welt, sein Hauptwirt ist der Mensch. Als Zwischenwirt nutzt er

Schweine, mitunter ist der Mensch aber Haupt- und Zwischenwirt gleichzeitig. Der Parasit kann bis zu fünf Meter lang werden bei einem Durchmesser von einem Millimeter. In den menschlichen Körper gelangt er beispielsweise mit infiziertem Fleisch, das nicht ausreichend gegart wurde.

Ist der Mensch lediglich Hauptwirt, bemerkt er den Parasiten oft gar nicht. Der vietnamesische Patient ist allerdings auch Zwischenwirt: Das bedeutet, dass er auch Träger der Finnen des Schweinebandwurms ist, die normalerweise im Schwein heranreifen. Eine Finne ist das Larvenstadium eines Bandwurms. Diese sind es, die den Mann quälen, denn sie haben sich außerhalb des Darms in den Muskeln und im Gehirn angesiedelt.

Nachdem sich der Mann jahrelang gequält hat, setzen die Ärzte seinem Leid endlich ein Ende. Sie geben ihm einmal das Medikament Praziquantel und danach vier Monate lang – unterbrochen von drei zehntägigen Pausen – die Arznei Albendazol. Vier Monate später sind seine Kopfschmerzen weg, er hat keine epileptischen Anfälle mehr und zahlreiche Knoten haben sich aufgelöst, wie Kernspin-Bilder bei Kontrolluntersuchungen zeigen. Dem Mann geht es wieder gut.

Blutarm und blind 28

Ein Zeuge Jehovas leidet unter Blutarmut. Eine Transfusion kommt für ihn aus religiösen Gründen nicht infrage. Als er zu sterben droht, entscheiden sich Ärzte und Verwandte gemeinsam für eine Nottransfusion mit roten Blutkörperchen. Danach ist der Mann fast blind. Doch warum?

Der 28-Jährige, der auf die Intensivstation des Pariser Hôpital Cochin eingeliefert wird, ist schwer krank. Sorge bereitet den Ärzten seine Blutarmut, eine Anämie. Bereits vor einem Monat war bei dem Zeugen Jehovas die Diagnose gestellt worden, das Knochenmark bildet nicht mehr ausreichend Blutzellen.

Normalerweise würden die Ärzte die Anämie mit einer Transfusion von Blutbestandteilen behandeln, um die Beschwerden zu lindern, solange sie auf der Suche nach der Ursache sind. Doch der junge Patient lehnt Transfusionen aus religiösen Gründen ab, mehrfach entscheidet er sich gegen das Angebot seiner Ärzte. Die Mediziner versuchen, mit Medikamenten gegenzusteuern.

Das als Dopingmittel in Verruf geratene Hormon Erythropoietin soll die Blutbildung des Patienten ankurbeln, zusätzlich bekommt er Wachstumshormone, Eisen, Folsäure und einen das Immunsystem unterdrückenden Wirkstoff. Doch sein Hämoglobingehalt im Blut sinkt immer weiter. Vier Wochen nach dem Beginn der Behandlung ist der Mann extrem schwach, verwirrt und seine Lunge versagt, berichten Anne Bretagnol und ihre Kollegen.[30] Im Elektrokardiogramm (EKG) erkennen die Intensivmediziner Zeichen eines Herzinfarkts.

Zu diesem Zeitpunkt können die behandelnden Ärzte nicht mehr mit ihrem Patienten über die Behandlung diskutieren. Sie beraten sich mit seinen Verwandten. Nachdem sie sich sicher sind, alles getan zu haben, was ohne eine Transfusion möglich ist, verabreichen sie dem Mann schließlich in einer Nottransfusion Erythrozytenkonzentrate; die gesammelten roten Blutzellen sollen die Fähigkeit des Blutes verbessern, Sauerstoff zu transportieren. Zusätzlich geben sie noch Blutplättchen, damit auch die Blutgerinnung des Patienten funktioniert.

Während der Bluttransfusion erhöht sich der Blutdruck des Mannes auf die Werte von 173 zu 64 Millimeter Quecksilbersäule. In seiner Lunge wird Flüssigkeit aus den Gefäßen in die Luftbläschen gepresst, der Patient muss beatmet werden. Tatsächlich ist sein Hämoglobinspiegel im Blut wie erhofft angestiegen. Den hohen Blutdruck und die belastende Flüssigkeitsmenge im Körper behandeln die Ärzte, innerhalb von 24 Stunden kann der Mann wieder selbst atmen.

Doch als er wieder bei Bewusstsein ist, kann der Mann auf beiden Augen kaum mehr sehen. Er hat keine Schmerzen, es gibt keine Hinweise auf Blutungen in die Augen oder Nervenschäden. Die Ärzte schieben ihn in den Magnetresonanztomografen (MRT), doch auch die Kernspinaufnahmen helfen nicht weiter.

Seine Sehkraft beschränkt sich darauf, dass er mit dem rechten Auge gerade so erkennen kann, wie viele Finger ihm vor das Gesicht gehalten werden, auch auf dem linken Auge ist sie stark eingeschränkt. Als die Augenärzte seinen Augenhintergrund untersuchen, sehen sie Blutungen in der Netzhaut.

Die Genesung des Patienten zieht sich über Monate hin. Wegen seiner Blutbildungsstörung bekommt der Mann Medikamente, die sein Immunsystem daran hindern sollen, das Knochenmark anzugreifen. Er braucht keine weiteren Bluttransfusionen mehr, nach einem Jahr hat er nahezu normale Blutwerte. Seine Augen zeigen bereits fünf Monate nach der Notfallbehandlung auf der Intensivstation keine Blutungsschäden mehr, er kann ein Jahr nach der schweren Krankheit mit beiden Augen wieder nahezu normal sehen.

In ihrer Besprechung schlussfolgern die französischen Mediziner, dass wohl die schwerwiegende Blutarmut die schweren Schäden an der Netzhaut verursacht hat. Die Blutungen in die Netzhaut könnten durch das Fehlen des Hämoglobins ausgelöst worden sein. Vorstellbar sei aber auch ein Krampf der den Sehnerv versorgenden Arterie, der zu einem Infarkt der Netzhaut geführt haben könnte. Solche Schäden hätten auch bei der Augenuntersuchung nicht unbedingt sichtbar sein müssen. Deren Ergebnisse würden auch Schäden durch den wegen der massiven Bluttransfusion hohen Blutdruck nahelegen.

Zudem geht es den französischen Medizinern um das ethische Dilemma, in dem sie bei der Behandlung des Patienten steckten und aus dem es keinen richtigen Ausweg gibt. Einerseits wollen die Ärzte die Wünsche ihres Patienten respektieren, andererseits sein Leben retten. In Frankreich haben Gerichte immer wieder entschieden, dass der Wunsch des Patienten zurücksteht hinter der Pflicht des Arztes, das Leben des Patienten zu retten.

Parkinson mit 32? 29

Eine 32-Jährige hat Fieber, Kopfschmerzen und ist schläfrig. Neurologen gehen von einer Gehirnentzündung aus. Doch Monate später kann sie sich nur noch so wenig wie eine Parkinsonkranke bewegen. Stimmte die erste Diagnose?

Die junge Frau leidet unter vergleichsweise leichten Beschwerden. Sie klagt über niedriges Fieber und Kopfschmerzen. Weil aber die Ärzte im National University Hospital in der südkoreanischen Metropole Seoul zunächst keine Ursache für die Symptome finden, ziehen sie ihre Kollegen in der Neurologie zurate.

Die Untersuchung der Hirnflüssigkeit ergibt, dass mehr Zellen, Eiweiß und Zucker im sogenannten Liquor enthalten sind, als normal wäre. Die Mediziner stellen die Diagnose einer aseptischen Meningitis, also einer Hirnhautentzündung ohne einen auszumachenden Erreger.

Doch der Zustand der nur 32 Jahre alten Patientin verschlechtert sich in den kommenden Tagen, berichten Han-Joon Kim und seine Kollegen.[31] Die Frau wird zunehmend schläfrig, eine erneute Kontrolle des Liquors zeigt noch deutlich mehr Zellen als zuvor in der Hirnflüssigkeit. Die

Ärzte schieben die Frau durch einen Kernspintomografen, in den Aufnahmen fällt ihnen eine Region in der Mitte des Gehirns auf, die anders aussieht als gewohnt.

Erneut suchen die Mediziner nach Erregern, die für die Veränderungen verantwortlich sein könnten. Die ersten Tests auf den Erreger der japanischen Enzephalitis, Herpes und HIV fallen negativ aus. Statt einer Hirnhautentzündung, der Meningitis, lautet die Diagnose der Neurologen jetzt Enzephalitis, also eine Entzündung des Gehirns selbst. Obwohl sie noch keinen sicheren Auslöser der Krankheit kennen, behandeln die koreanischen Ärzte ihre Patientin sicherheitshalber mit einem Antivirenmittel und einer vorsorglichen Tuberkulosetherapie.

Tatsächlich geht es der jungen Frau in den darauffolgenden drei Tagen besser. Anschließend aber verkrampft sich die Arm- und Beinmuskulatur der Patientin zunehmend, auch die Gesichtsmuskulatur ist betroffen – sie kann nicht einmal mehr den Mund öffnen.

Mit verschiedenen, die Muskulatur entspannenden Medikamenten versuchen die Ärzte vergeblich gegenzusteuern. Schließlich versetzen sie die Patientin in einen Dämmerschlaf, in dem es ihr etwas besser geht. Erst nach drei Wochen bessern sich die Symptome langsam. Die Behandlung in der Neurologie hatte im Juli 2010 begonnen, erst im September des Jahres kann die Patientin wieder entlassen werden. Zu diesem Zeitpunkt kann sie wieder sprechen und schlucken. Im Dezember hat sie, so berichten ihre Ärzte, nur noch wenig Schwierigkeiten im Alltag.

Doch im Januar 2011 ändert sich das Befinden der jungen Frau erneut dramatisch. Wenn sie morgens aufwacht, gehorchen ihre Muskeln wie gewohnt – allerdings nur für zehn bis 15 Minuten. Anschließend kehrt die Muskelsteife zurück, die sie bereits im Krankenhaus geplagt hatte. Kurze Nickerchen bessern die Beschwerden nur minimal. Ein ganzes Jahr lang beobachtet die Patientin diese Symptome, bevor sie erst im Dezember 2011 wieder in der Neurologie des National University Hospital behandelt wird.

Bei der ersten Untersuchung am Nachmittag fällt den Ärzten auf, wie langsam die Patientin ihre steifen Muskeln bewegt, vor allem die rechte Körperseite bereitet ihr Beschwerden. Eine einstündige Schlafpause bringt zwar Besserung, doch innerhalb von fünf Minuten geht es ihr wieder wie zuvor. Erneut soll eine Magnetresonanztomografie zeigen, wie ihr Gehirn aussieht: Tatsächlich fallen Veränderungen in der Hirnmitte auf.

Für die Neurologen steht jetzt fest, worunter die Patientin leidet: Die Folgen der Gehirnentzündung lösen Symptome ähnlich wie bei Parkinsonpatienten aus, ohne dass die Frau an der Krankheit leidet; Mediziner nennen das Parkinsonismus. Tatsächlich schlägt eine Behandlung mit dem Parkinson-Wirkstoff Pramipexol an, sodass sie bis zur letzten Untersuchung im September 2012 kaum noch Probleme hat, wenn auch die rechte Körperseite nach wie vor etwas steif ist.

Der Parkinsonismus nach einer Hirnentzündung ist zwar selten, doch nach Infektionen mit unterschiedlichen Erregern in der medizinischen Literatur durchaus bekannt. Die Viren der Japanischen Enzephalitis, das St.-Louis-Virus, das West-Nil-Virus und auch HIV können die Symptome hervorrufen. Bei manchen Patienten treten die Beschwerden noch während der akuten Entzündung auf und bessern sich anschließend, andere Betroffene erkranken wie die koreanische Patientin erst nach der eigentlichen Infektion.

In beiden Fällen hilft die Behandlung mit Antiparkinson-Wirkstoffen. Zu den typischen Parkinson-Zeichen – Muskelstarre, langsame Bewegungen, Zittern und Haltungsschwierigkeiten – kommt es durch einen Mangel an dem Botenstoff Dopamin. Die Zellen im Gehirn, die das Dopamin herstellen, sterben ab. Für eine Weile kann bei Parkinson die Gabe von Wirkstoffen die Symptome bessern, die den Dopamin-Spiegel im Gehirn erhöhen. Ungewöhnlich bei dieser Patientin ist allerdings die Besserung der Beschwerden durch kurze Schlafpausen, die für Parkinsonismus nach einer Hirnentzündung untypisch ist, wie ihre Ärzte berichten.

30 Elektroschock beim Sex

Ein sportlicher Amerikaner kippt beim Fußballspielen um. Ärzte finden in seinem Herzen Zellen, die das Pumporgan rasen lassen, und veröden diese. Ein daraufhin implantierter Schrittmacher geht das erste Mal los, als der 35-Jährige mit seiner Frau schläft. Jetzt finden die Ärzte neue Hinweise auf den Ursprung seiner rätselhaften Herzrhythmusstörung.

Mitten im Fußballspiel war der 35-jährige Mann umgefallen. In der Notaufnahme des Brigham and Women's Hospital in der US-Stadt Boston berichtet er anschließend, er sei nur kurz ohnmächtig gewesen, für Sekunden. Kurz zuvor habe er sich benommen gefühlt, als er wieder zu sich kam, sei sofort alles wieder in Ordnung gewesen. Keine Übelkeit, keine Brustschmerzen, keine Atemnot. Die Berichte von Augenzeugen bestätigen seine Schilderung.

Der Mann nimmt keine Medikamente, raucht nicht, gibt auch an, keine Drogen zu nehmen. Gelegentlich trinkt er Alkohol, doch während des Fußballspiels war er nüchtern. Nach Geburt und Kindheit in Mexiko kam er als Teenager in die Vereinigten Staaten, wo er seitdem lebt, mittlerweile mit seiner Frau im Bundesstaat Massachusetts; er arbeitet als Milchbauer. Auf Nachfrage der Ärzte kann er sich nicht an besondere Krankheiten in der Kindheit erinnern, schreiben Michelle Fox und ihre Kollegen.[32]

Sie untersuchen ihren Patienten, dabei fällt ihnen nichts Besonderes auf. Auch das Elektrokardiogramm (EKG) ist normal. Sie beobachten das Herz im Ultraschall, nichts weist auf ein Problem hin. Weil die Mediziner es für am wahrscheinlichsten halten, dass ein Aussetzer des Herzens zu der plötzlichen Bewusstlosigkeit geführt hat, entlassen sie den Mann mit einem EKG-Überwachungsgerät. Der Monitor soll zwei Wochen lang die elektrischen Aktivitäten des Herzens aufzeichnen, vielleicht finden die Ärzte dann die Ursache.

Tatsächlich entdecken sie bei der Kontrolle einen Zwischenfall, bei dem die Herzfrequenz auf nahezu 300 Schläge pro Minute angestiegen ist, wiederum während der Patient Fußball gespielt hat. Er erinnert sich an leichte Atemschwierigkeiten und ein ungewohntes Gefühl im Halsbereich. Doch auf Nachfrage gibt er an, weder Brustschmerzen noch Herzstolpern oder Benommenheit gespürt zu haben. Um genauer nach der Ursache des Herzrasens, das im Fachjargon als Tachykardie bezeichnet wird, forschen zu können, nehmen die Ärzte den Mann in die Klinik auf.

Über die Blutgefäße wird ein Katheter bis ins Herz des Patienten vorgeschoben, während Kardiologen den Brustkorb röntgen. Auch bei dieser Herzkatheteruntersuchung fällt ihnen nichts Ungewöhnliches auf. Sie überprüfen die Weiterleitung elektrischer Reize im Herzmuskel; hier finden die Ärzte einen Hinweis auf die Ursache der Rhythmusstörungen. In der linken Herzkammer geben Zellen ungewöhnliche elektrische Impulse ab. Die Ärzte veröden die

Stelle, anschließend gelingt es ihnen nicht mehr, vorsätzlich eine Tachykardie auszulösen.

Dann untersuchen sie das Herz des Mannes im Kernspintomografen. Auf den Magnetresonanztomografie-Aufnahmen sind aber nur die Schäden zu sehen, die die Ärzte selbst beim Veröden verursacht haben. Danach gelingt es ihnen kurze Herzrhythmusstörungen auszulösen. Allerdings wird daraus keine andauernde Tachykardie mehr. Weil aber auch die kurzzeitigen Rhythmusstörungen für den Patienten gefährlich werden können, wenn sein Kreislauf unvorhersehbar zusammenbricht, setzen sie dem Mann ein Gerät ein, das ähnlich wie ein Herzschrittmacher funktioniert. Dieser implantierbare Kardioverter und Defibrillator (ICD) kann im Notfall einen Stromstoß abgeben, um das Herz wieder in den richtigen Rhythmus zu bringen.

Danach passiert ein Jahr lang nichts, bis der Defibrillator einen einzelnen Elektroschock abgibt, während der junge Mann mit seiner Frau schläft.

Als der Mann anschließend ins Krankenhaus gebracht wird, ist seine Herzfrequenz wieder normal, sein Blutdruck gut und er hat keine Probleme beim Atmen. Beim Abhören der Herztöne fällt den Ärzten auf, dass der zweite Herzton deutlich stolpert, im EKG sehen sie, dass die Herzmuskelzellen den elektrischen Strom auf einer Herzseite verzögert weiterleiten. Im Ultraschall wird deutlich, dass das Herz weniger Blut pumpt als zuvor. Die Mediziner testen, wie die elektrische Energie durch das Herz läuft: Durch den Herzmuskel verläuft eine neue Narbe. Erneut veröden die Ärzte Teile des Herzmuskels, um das Entstehen weiterer Tachykardien zu verhindern.

Die Narbe ist Folge einer fortschreitenden Herzmuskelerkrankung, vermuten die Ärzte. Die Probleme des Herzens, ausreichend Blut in die Gefäße zu pumpen, sind auch keine Folge der Rhythmusstörungen. Der Verdacht fällt auf die Chagas-Krankheit. Auslöser ist der Parasit Trypanosoma cruzi, der in Mittel- und Südamerika verbreitet ist, weltweit sind etwa zehn Millionen Menschen mit dem Erreger infiziert – der Patient ist in Mexiko geboren. Während die akute Infektion meist ohne Beschwerden verläuft, entwickelt sich bei bis zu einem Drittel der Betroffenen eine chronische Infektion; deren Folge ist häufig eine Herzmuskelerkrankung. Und die Störung der Weiterleitung der elektrischen Impulse auf einer Herzseite, so wie bei diesem Patienten, ist typisch für die Chagas-Krankheit. Zusätzlich leiden viele Betroffene unter Problemen an der monströs geschwollenen Speiseröhre oder dem dann als Megacolon bezeichneten Dickdarm. Wie genau die Infektion das Herz schädigt, ist unklar – doch unbehandelt droht in jedem Fall der Tod.

Bei einer Positronen-Emissions-Tomografie (PET) im Computertomografen (CT) können die Ärzte keinen aktiven Erkrankungsherd im Herzmuskel finden, doch sie sehen, dass ein Teil der Muskelwand des Herzens beschädigt ist, eine Aussackung hat sich gebildet. Bei der PET-CT werden Bereiche des untersuchten Areals farblich hervorgehoben, in denen Zellen besonders viel Blutzucker verbrauchen. Ein Bluttest auf den Erreger der Chagas-Krankheit zeigt an, dass der Mann in der Vergangenheit mit Trypanosoma cruzi infiziert gewesen sein muss. In den folgenden zwei Monaten muss der Patient ein Medikament gegen den Parasiten einnehmen.

Bei der Nachuntersuchung neun Monate später hat

er keine Beschwerden mehr. Doch der weitere Verlauf ist schwer vorherzusagen: Die medikamentöse Behandlung, die der Patient erhalten hat, gilt als unzuverlässig. Es kann nach wie vor passieren, dass sein Herz durch die Infektionsfolgen weiteren Schaden nimmt.

31 Huch!

Eine junge Mutter kommt ins Krankenhaus, weil sie in ihrem Bauch eine große, runde Wucherung tastet. Die ist schon jahrelang da und bereitet ihr keine Schmerzen. Trotzdem macht sie sich Sorgen. Nach einer Computertomografie raten die Ärzte ihr zu einer Operation. Dabei fördern sie etwas zutage, das überhaupt nicht in den Bauch der Patientin gehört.

Die 28-Jährige hat schon viele Ärzte um Rat gefragt. Ihr Bauch tut zwar nicht weh, aber sie ist sich sicher, dass etwas nicht stimmt. Schon seit Langem kann sie etwa in Höhe des Bauchnabels etwas Festes spüren. Doch bislang konnte ihr keiner der Ärzte helfen, jedes Mal ist sie ohne definitive Diagnose wieder nach Hause gegangen. Dabei war sie immer gesund. Ihr einziger Aufenthalt im Krankenhaus war die Geburt ihres Kindes vor vier Jahren. Der Kaiserschnitt verlief ohne Komplikationen, Mutter und Kind durften bald nach der Geburt nach Hause gehen.

Jetzt sucht die Frau Rat in der Universitätsklinik von Pittsburgh im US-Bundesstaat Pennsylvania, wie die Chirurgen Brian Boone und Giselle Hamad berichten.[33] Die

Ärzte dort untersuchen den Bauch ihrer Patientin: Sofort tasten sie in ihrem ansonsten weichen Bauch die beschriebene Veränderung. Es ist eine feste, verschiebbare Struktur in der Mitte des Bauches, etwa so groß wie eine Pampelmuse.

Um die mögliche Wucherung von außen genauer betrachten zu können, lassen sie Schichtaufnahmen vom Bauch machen. Die Computertomografie-Bilder zeigen, dass es sich um ein homogenes Gebilde handelt, das auf Höhe der Nieren im vorderen Bauch liegt. Es scheint eine Kapsel zu haben und möglicherweise entzündet zu sein.

Viel mehr können die Ärzte anhand der Bilder allerdings nicht sagen. Sie haben zwar bereits einen Verdacht, aber mit Gewissheit können sie noch nicht ausschließen, dass dort ein Tumor wächst. Daher raten sie der Frau zu einer Operation. Die Chirurgen wollen den Bauch öffnen, das Gebilde entfernen und es dann untersuchen.

Die Patientin ist einverstanden und wird schon kurze Zeit später operiert. Knapp unter der Bauchdecke stoßen die Chirurgen bereits auf die Wucherung. Sie ist weißlich, lässt sich leicht von der Umgebung ablösen und fühlt sich an wie ein elastischer Ball mit einer weichen Füllung – ähnlich wie eine pralle Wasserbombe mit einer dicken Haut.

Die Operateure können das Gebilde problemlos aus dem Körper entfernen. Sie legen es auf einen sterilen Untersuchungstisch und schneiden es auf. Eiter läuft heraus. Doch Blut, Nervengewebe, Muskeln, Knochen – Fehlanzeige. In der Kapsel befindet sich ein Tuch. Ein großes Operationstuch, wie es Chirurgen bei Bauch-Operationen verwenden, um Blut aufzusaugen. Das taten offenbar auch die Gynäkologen, die die Frau vor vier Jahren von ihrem Kind entbunden haben. Dabei haben sie das Tuch in ihrem Bauch vergessen.

Tupfer, Klemme oder Tuch – wie oft Ärzte Operationsbesteck im Körper ihrer Patienten vergessen, ist unklar. Denn längst nicht alle Fälle werden entdeckt und nicht jeder gemeldet. Schätzungen gehen davon aus, dass so etwas bei einem von 1000 chirurgischen Eingriffen passiert. Dabei haben die Operationsteams bereits verschiedene Kontrollen: Vor jeder OP werden alle Einzelteile, jedes Tuch, jeder Faden, jedes Skalpell, gezählt. Am Ende des Eingriffes wird zweimal gezählt, ob alles wieder da ist.

Trotzdem hat das System Lücken. Hamad und Boone zitieren eine Untersuchung von 34 Patienten, bei denen Chirurgen etwas im Körper vergessen hatten. Bei zwei Drittel hatte das jeweilige Operationsteam nach dem Durchzählen angegeben, es sei vor und nach der OP die gleiche Anzahl von Instrumenten vorhanden gewesen. Auch Röntgenaufnahmen zur Kontrolle sind nicht immer effektiv. Ebenfalls nur in zwei von drei Fällen hatten Radiologen etwas im Körper von Patienten wiederentdeckt, was die Chirurgen dort vergessen hatten. Mittlerweile befinden sich auf vielen Instrumenten sogar Barcodes, nach denen man im Nachhinein suchen kann.

Für die Patienten steht durch die Unaufmerksamkeit der Operateure viel auf dem Spiel. Häufig reagiert der Körper mit heftiger Abwehr, starken Schmerzen oder schweren Entzündungen auf einen Fremdkörper. Dadurch können innere Organe verletzt werden, aus den Gefäßen kann es lebensgefährlich bluten.

Manchmal dauert es aber auch Monate oder sogar Jahre, bis der Betroffene etwas merkt. So wie im Fall der 28-jährigen Frau. Nachdem die Chirurgen das Tuch entfernt haben, geht es ihr wieder gut.

32 Schmerzen im Schielauge

Heftige Schmerzen im rechten Auge führen eine Amerikanerin ins Krankenhaus. Sie kann ihre Umgebung nur noch unscharf erkennen und die Ärzte bemerken, dass sie beim Blick nach rechts schielt. Sie untersuchen die Frau gründlich. Erst durch eine Kleinigkeit finden die Ärzte die richtige Diagnose.

Der Schmerz pocht heftig hinter dem rechten Auge der Frau. Sie kann nicht mehr richtig sehen, manchmal verschwimmt alles, dann wieder erscheint ihr die Welt fleckig. Je weiter sie nach rechts schaut, umso schlimmer wird es. Nach einer Woche hält die 48-Jährige die Schmerzen nicht mehr aus. Sie sucht Hilfe im Medstar Washington Hospital Center in Washington, D. C.

Die Frau berichtet, dass sich die Schmerzen innerhalb kurzer Zeit entwickelt hätten. Sie habe sonst nie Kopfschmerzen, auch verletzt habe sie sich nicht. Die Afroamerikanerin ist zwar wegen Depressionen und Schizophrenie in medizinischer Behandlung, nimmt aber außer den Medikamenten, die sie aufgrund dieser Krankheiten schluckt, keine weiteren Arzneimittel.

Bei der Untersuchung bemerken die Ärzte schnell, dass das rechte Auge nicht allen Bewegungen folgt.[34] Zwar kann die Patientin beide Augen nach links bewegen, doch beim Blick nach rechts bleibt das rechte Auge etwas zurück. Außerdem hat die Frau eine deutlich verminderte Sehschärfe und spürt an der rechten Stirn und der rechten Wange Berührungen weniger als auf der linken Seite.

Diese Befunde sprechen dafür, dass es sich um eine Lähmung des sechsten Hirnnervs auf der rechten Körperseite handelt, der für die Augenbewegung nach außen entscheidend ist. Auch der fünfte Hirnnerv, der unter anderem für die Sensibilität im Gesicht zuständig ist, und der für das Sehen benötigte Nervus opticus scheinen betroffen zu sein. Ansonsten können die Ärzte keine krankhaften Befunde erheben. Insbesondere sieht der Augenhintergrund normal aus, die Patientin hat weder im Gesicht noch an Armen oder Beinen Lähmungen. Koordination, Sensibilität und Fein- und Grobmotorik funktionieren einwandfrei.

Nun beginnen die Ärzte mit der aufwendigen Suche nach der Ursache. Sie lassen die Blutkörperchen zählen, die Gerinnung testen, Nieren- und Leberwerte analysieren und suchen nach unterschiedlichen Antikörpern im Blut der Frau. Sie machen per Computertomografie Schichtaufnahmen vom Kopf ihrer Patientin. Anzeichen für einen Schlaganfall oder eine Blutung finden sie aber nicht. Auf der Suche nach einer möglichen Entzündung entnehmen sie ihr Hirnwasser aus dem Rückenmarkkanal. Doch die Flüssigkeit ist unauffällig. Auch die Röntgenaufnahmen von der Lunge sehen normal aus.

Bis jetzt haben die Ärzte mit ihren Untersuchungen keinen Hinweis auf etwas Krankhaftes gefunden. Sie schieben ihre Patientin daher in die Kernspinröhre und lassen erneut Bilder von ihrem Kopf anfertigen. Mit der Kernspintomografie können sie das Hirngewebe anders untersuchen als mit der Computertomografie. Beide Sehnerven sehen gesund und unauffällig aus.

Die Radiologen spritzen nun zusätzlich Kontrastmittel, um die Arterien und Venen besser betrachten zu können. So kommen sie dem Rätsel endlich auf die Spur: In einem Zwischenraum der harten Hirnhaut, über den das venöse Blut aus dem Gehirn wieder abfließt, sammelt sich das Kontrastmittel auf der rechten Seite anders als links. Das könnte für eine Entzündung in diesem sogenannten Sinus cavernosus sprechen. In unmittelbarer Nähe davon verlaufen auch die drei Hirnnerven, die die Augenbewegungen steuern.

Ärzte sprechen von einem sogenannten Tolosa-Hunt-Syndrom, wenn ein Auge stark schmerzt und die Augen gleichzeitig nicht mehr richtig bewegt werden können, weil mindestens einer der drei verantwortlichen Hirnnerven ausgefallen ist. Diese extrem seltene Diagnose sollte allerdings nur gestellt werden, wenn alle anderen möglichen Ursachen wie etwa ein Schlaganfall, ein Tumor oder eine andere Entzündung ausgeschlossen werden konnten.

Die Mediziner versuchen eine Therapie mit Cortison. Schon nach 48 Stunden nehmen die Schmerzen der Patientin deutlich ab und auch die Lähmung im Augenmuskel bildet sich zurück. Das bekräftigt die Ärzte in der Annahme, dass es sich tatsächlich um ein Tolosa-Hunt-Syndrom handelt. Die Internationale Kopfschmerz-Gesellschaft empfiehlt, solche Patienten regelmäßig mit MRT-Untersuchungen zu kontrollieren.

Auf den Kontrollbildern der Patientin einen Monat nach ihrer Entlassung aus dem Krankenhaus können die Radiologen bei der Kontrastmitteluntersuchung keine Unterschiede mehr zwischen rechts und links erkennen. Sie klären die Frau darüber auf, dass bei etwa jedem zweiten Betroffenen die Erkrankung noch einmal wiederkehrt und dass sie möglicherweise auch für längere Zeit Cortison schlucken muss. Doch vorerst ist die Patientin erleichtert und frei von Schmerzen.

Immer wieder Atemnot 33

Ein dreijähriges indisches Mädchen hat Atemnot und Husten. Auf Röntgenbildern erkennen Ärzte, dass sein linker Lungenflügel in sich zusammengefallen ist. Sie helfen dem Kind und entlassen es gesund wieder nach Hause. Sieben Wochen später passiert das Gleiche. Wie kommt es dazu?

Das kleine Mädchen bekommt schlecht Luft, als seine Eltern es ins Wadia-Kinderkrankenhaus im indischen Mumbai bringen. Die Dreijährige hustet, sie ist ängstlich und hat Fieber. Husten habe sie zwar immer mal wieder gehabt, so die Eltern, aber die starke Luftnot sei neu. Schwangerschaft, Geburt und die ersten Lebensjahre seien ganz normal verlaufen und das Kind sei gegen alle wichtigen Krankheitserreger geimpft worden.

Die Ärzte kommen schnell auf die richtige Diagnose: Das Kind hat vermutlich einen sogenannten Pneumothorax. Dabei gelangt plötzlich Luft in den Spalt zwischen Lungen- und Brustfell. Normalerweise herrscht hier ein Unterdruck, sodass sich die Lunge beim Einatmen ausdehnt und beim Ausatmen wieder leicht zusammenzieht. Gelangt Luft in diese Lücke, fällt die Lunge in sich zusammen. Starke

Atemnot und Todesangst sind die Folge – so wie bei dem Mädchen. In den meisten Fällen gibt es keinen ersichtlichen Grund, Ärzte sprechen dann von einem Spontanpneumothorax. Doch auch Verletzungen durch spitze Gegenstände oder Rippenbrüche können einen Pneumothorax auslösen.

Ein Röntgenbild bestätigt den Verdacht, wie die Kinderärzte berichten.[35] Die gesamte linke Lunge des Kindes ist zusammengefallen. Schnell legen die Ärzte eine Drainage, für die ein Schlauch zwischen zwei Rippen in den Brustkorb geschoben wird. Über diesen lassen sie Luft ab, damit sich der normale Unterdruck wieder aufbauen und die Lunge entfalten kann. Sieben Tage später kann das Mädchen die Klinik gesund verlassen.

Nach weiteren sieben Wochen passiert das Gleiche noch einmal. Diesmal ist die Atemnot nicht ganz so stark und die Temperatur nur leicht erhöht. Wieder zeigt das Röntgenbild einen Pneumothorax auf der linken Seite, wieder lasssen die Mediziner Luft aus dem Brustkorb des Kindes, sodass sich die zusammengesackte Lunge wieder aufblähen kann. Eine Röntgenaufnahme zur Kontrolle zeigt, dass der linke Lungenflügel danach gut belüftet ist. Wegen des Fiebers testen die Ärzte das Kind auch auf Tuberkulose, die in Indien häufig vorkommt – jeder fünfte Tuberkulosetote weltweit stammt der Weltgesundheitsorganisation WHO zufolge aus Indien. Aber das Kind ist nicht infiziert. Ein paar Tage später darf es wieder nach Hause.

Nur einen Monat später bringen die Eltern das Kind zu einer Kontrolluntersuchung. Es geht dem Mädchen gut, es hat keine Atemnot und kein Fieber. Umso überraschender ist für die Ärzte, dass die Röntgenaufnahme erneut einen großen Pneumothorax auf der linken Seite zeigt. Auf eine

Drainage verzichten die Mediziner diesmal, weil das Kind nicht leidet. Ein Mensch kann, wenn er sich daran gewöhnt hat, mit nur einem Lungenflügel leben.

Jetzt wollen die Ärzte genau wissen, warum das Kind immer wieder einen Pneumothorax entwickelt. Typischerweise trifft diese Krankheit eher junge Männer, die rauchen. Radiologen machen Computertomografie-Bilder der Lunge und erkennen darauf größere Blasen. Diese könnten die Ursache für die wiederholten Probleme sein. Vor allem bei einer Lungenentzündung, für die das Fieber des Kindes spricht, können sich Blasen bilden und das Gewebe in diesem Bereich kann zum Beispiel beim Husten reißen. Das ist der häufigste Grund für einen wiederkehrenden Pneumothorax im Kindesalter.

Es könnte allerdings auch ein Tumor, die sogenannte Histiozytose, die Ursache sein. Dabei handelt es sich um eine von Knochenmarkszellen ausgehende seltene Krebsart, die auch bei Kindern aggressiv wachsen kann. Um der Ursache auf die Spur zu kommen, machen die Ärzte eine Bronchoskopie. Dabei führen sie einen Schlauch in die Atemwege des Kindes, über den sie eine Kamera vorschieben. So gelingt es ihnen, das Gewebe auf einem Monitor zu betrachten. Sie finden dabei jedoch keine Ursache für die Probleme des Kindes.

Daher operieren die Ärzte schließlich. Bei dem Eingriff entnehmen sie Gewebe aus der Lunge, dem Lungenfell und den Lungenbläschen. In einer ersten Analyse finden sie Zellen, die typisch sind für eine Histiozytose. Doch in den weiteren Laboruntersuchungen können sie ausschließen, dass das Kind eine bösartige Erkrankung hat.

Nach dieser Absicherung vermuten die Mediziner, dass eine Lungenentzündung die Ursache ist. Sie geben dem Kind Antibiotika. Nach einer Woche darf es wieder nach Hause, muss aber noch eine Zeit lang die Antibiotika schlucken. Innerhalb der folgenden sechs Monate tritt kein weiterer Pneumothorax auf.

34

Der Krebs, der keiner ist

Die Verdachtsdiagnose ist ein Schock: Bei einem 46-Jährigen sprechen alle Anzeichen für einen aggressiven Krebs in der Bauchspeicheldrüse. Der Mann wird operiert. Doch als Pathologen den Tumor analysieren, sieht plötzlich alles ganz anders aus.

Es sind die Farben, die dem Mann Angst machen. Seine Haut ist gelb, der Urin dunkel, der Stuhl hell. Etwas geschieht mit seinem Körper, aber Schmerzen hat der 46-Jährige nicht. Der gebürtige Inder, der seit 14 Jahren in Großbritannien lebt, stellt sich in einer Klinik der Pennine Acute Trust Hospitals in Manchester vor.

Bei der Untersuchung finden die Ärzte außer der gelb gefärbten Haut nichts Auffälliges.[36] Der Mann, der regelmäßig nach Indien reist, aber in Großbritannien arbeitet, nimmt keine Medikamente, schwere Krankheiten hat er nie gehabt. Die Mediziner nehmen ihm Blut ab und stellen bei den Analysen fest, dass seine Leber- und Gallenwerte stark erhöht sind. Eine HIV-Infektion hat er nicht.

Die Ärzte um den Chirurgen Christopher Jon Naisbitt haben bereits einen niederschmetternden Verdacht: Sie vermuten einen bösartigen Tumor in der Bauchspeicheldrüse des Mannes. Diese Tumore wachsen meist schnell und aggressiv, häufig können sie nicht mehr operiert werden, weil sie schon so groß sind, dass sie in andere Organe wie den Darm oder die Aorta hineingewachsen sind. Die Chancen, fünf Jahre nach der Diagnose noch am Leben zu sein, sind gering.

Eine Operation ist noch möglich

Computertomografie-Bilder und eine Ultraschalluntersuchung bestätigen die Ärzte in ihrer Annahme: In der Bauchspeicheldrüse ist eine pfirsichkerngroße Raumforderung zu erkennen. Diese hat die umliegenden Gefäße noch nicht infiltriert und könnte daher noch operiert werden. Daneben sind die Gallengänge erweitert, was dafür spricht, dass sich die Gallenflüssigkeit staut. Alles spricht für einen Pankreastumor.

Der Mann stimmt einer Operation zu. Die Chirurgen entfernen die Bauchspeicheldrüse, mehrere vergrößerte Lymphknoten und den in unmittelbarer Nähe liegenden Zwölffingerdarm. Sie suchen nach weiteren Wucherungen im Bauchraum, in den Lymphknoten und in der Leber, aber sie finden keine. Sie nähen den Mann wieder zu, er muss sich jetzt von dem Eingriff erholen. Den Tumor schicken sie zur Beurteilung in die Pathologie.

Mit dem Ergebnis haben die Ärzte nicht gerechnet. Den Verdacht, dass es sich um einen bösartigen Tumor handelt, können die Pathologen nicht bestätigen. Stattdessen liefern sie die richtige Diagnose: Der Patient leidet unter einer seltenen Form der Tuberkulose in der Bauchspeicheldrüse.

Eine Operation wäre für seine Genesung gar nicht notwendig gewesen. Der Mann braucht eine Kombination von vier Antibiotika, die die Tuberkulosebakterien abtöten. Die Ärzte beginnen sofort mit der Therapie, die er zwölf Tage lang in Form von Infusionen bekommt.

Nach ihrer folgenschweren Fehldiagnose suchen die Ärzte in der Literatur nach Informationen über die seltene Ausprägung der Tuberkulose. Sie finden fast ausschließlich Fallberichte und entscheiden sich, ihren rätselhaften Patienten der wissenschaftlichen Öffentlichkeit ebenfalls vorzustellen. Im »British Medical Journal« schreiben sie: »An die seltene Viszeraltuberkulose muss gedacht werden, wenn Patienten mit Veränderungen der Bauchspeicheldrüse in Kontakt mit Tuberkulosekranken gekommen sind.«

Zudem unterstreichen die Ärzte das Dilemma, dem sie auch begegnet wären, wenn sie an eine Tuberkulose gedacht hätten: Die Infektionskrankheit sicher von Krebs zu unterscheiden, ist schwierig, denn eine Gewebeentnahme aus der Wucherung birgt Risiken. Bei einer Biopsie können bösartige Krebszellen im Bauchraum verstreut werden und an anderen Stellen weiterwachsen. Außerdem kann es sein, dass sich in der entnommenen Probe gar keine Tumorzellen befinden und dann fälschlicherweise Entwarnung gegeben wird. Das Ziel, so die Autoren, müsse immer sein, den Pankreastumor, den man noch operieren könne, nicht zu übersehen.

Nach vier Monaten geheilt

Der Mann erholt sich langsam von dem Eingriff. Allerdings passiert die Nahrung seinen Darm nun anders als davor, denn sowohl Bauchspeicheldrüse als auch Zwölffingerdarm spielen eine wichtige Rolle bei der Herstellung von Verdauungsenzymen und der Aufnahme von Vitaminen und Fetten. Wie dies den Patienten möglicherweise einschränkt, berichten Naisbitt und seine Kollegen allerdings nicht.

Vier Wochen nach der Operation darf er nach Hause gehen, nach insgesamt vier Monaten ist die Therapie ganz beendet. Zu diesem Zeitpunkt geht es ihm wieder gut.

35

Not-OP nach Höhenflug

Ein 23-Jähriger reist drei Stunden im Flugzeug. Danach krümmt er sich vor Bauchschmerzen, jede Berührung der Ärzte tut ihm weh. Der Ultraschall deckt auf, welches Organ schuld ist – der junge Mann muss sofort in den OP.

Als das Flugzeug nach drei Stunden endlich landet, hält es der 23-Jährige kaum noch aus. Starke Bauchschmerzen plagen ihn, sein Kopf tut weh und in der linken Schulter zieht es. Er vermeidet jede unnötige Bewegung. So schnell wie möglich lässt er sich in die chirurgische Notaufnahme des Universitätskrankenhauses in Miami bringen.

Bei der Untersuchung spüren die Ärzte eine deutliche Abwehrspannung im Bauch des Mannes, beim Abtasten tut es ihm überall weh. Die Schmerzen lassen sich daher keinem Organ direkt zuordnen. Sein Blutdruck ist mit 96 zu 46 niedrig, das Herz schlägt mit einer Frequenz von 77 aber normal schnell. Atmung und Sauerstoffsättigung sind unauffällig, der Patient hat kein Fieber.

Eine Bauchverletzung habe er nicht erlitten. Allerdings berichtet er, dass er erst am Vortag aus einem Krankenhaus entlassen worden sei, wo man ihn aufgrund einer viralen

Infektion behandelt habe. Genauere Angaben kann der Patient nicht machen.[37]

Alles voller Blut

Weil der Mann offensichtlich sehr leidet, müssen die Mediziner schnell herausfinden, woher die Schmerzen kommen. Sie machen eine Ultraschalluntersuchung und begutachten Organe wie den Darm und den Blinddarm, die Leber, die Bauchspeicheldrüse und den Magen. Alles wirkt normal. Doch bei der Milz werden sie fündig. Das Organ, das normalerweise etwa so groß ist wie eine Computermaus und einen wichtigen Teil des Immunsystems darstellt, ist stark geschwollen. In der direkten Umgebung hat sich viel Flüssigkeit angesammelt.

Die Ärzte vermuten, dass es sich dabei um Blut handelt und die Milz verletzt sein könnte. Sie bringen den Mann sofort in den OP. Als sie den Bauch öffnen, sehen sie darin tatsächlich eine riesige Menge blutige Flüssigkeit, insgesamt vier Liter. Die Kapsel der Milz ist gerissen, Blut sickert nach. Mit Klemmen binden die Chirurgen den Blutfluss der Arterie und Vene ab und nähen diese zu. Dann entnehmen sie das ganze Organ, das mit fast 600 Gramm rund dreimal so schwer ist wie im Normalzustand. Obwohl die Milz ein Teil des Immunsystems ist, kann der Mensch ohne das Organ leben.

Druckschwankungen beim Flug

Die Blutung ist gestillt, der Mann gerettet. Doch warum ist seine Milz ohne erkennbaren Grund gerissen? Das kommt äußerst selten vor. In diesen Fällen liegt häufig eine Infektionskrankheit zugrunde, die das Gewebe anschwellen lässt. Erhöht sich dann plötzlich der Druck im Bauch – durch Sport, ein leichtes Trauma oder Pressen beim Stuhlgang –, reißt die zarte Kapsel. Aufgrund der guten Durchblutung der Milz kann der Blutverlust schnell gefährlich werden.

Bei dem Patienten war genau das der Fall. Wie die Ärzte später den Unterlagen über den vorherigen Krankenhausaufenthalt entnehmen, hatte der Mann Pfeiffersches Drüsenfieber. Das bestätigt auch die Untersuchung der entfernten Milz durch den Pathologen. Die auch Mononukleose genannte Infektionskrankheit wird durch Epstein-Barr-Viren ausgelöst, die das lymphatische Gewebe in Lymphknoten, Rachen, Leber und Milz befallen. Die meisten Menschen bemerken eine Infektion gar nicht, es gibt allerdings auch langwierige und schwierige Fälle. Treten Beschwerden auf, mahnen Ärzte ihre Patienten, sich zu schonen – unter anderem auch, um die möglicherweise geschwollene Milz zu schützen und eine Verletzung zu vermeiden.

Im Fall des 23-Jährigen vermuten die Mediziner, dass die Druckschwankungen im Flugzeug zum plötzlichen Milzriss geführt haben könnten. So etwas sei nach ihrer Kenntnis noch nicht in der Literatur beschrieben worden, berichten sie. Allerdings handelt es sich bei den Annahmen der Mediziner lediglich um eine Theorie, die sie nicht belegen können. Nach der unkomplizierten Operation erholt sich der Mann rasch und kann bald wieder nach Hause gehen.

Experimentell geheilt 36

Ein junger Mann hat Ohrenschmerzen, spricht verwaschen und geht unsicher. Die Beschwerden werden immer schlimmer, seine Ärzte vermuten die Ursache im Gehirn. Erst nach einer gewagten experimentellen Therapie erholt sich der Patient wieder.

Das beginnende Frühjahr bringt für den 19-jährigen Mann von der US-Ostküste wenig Erbauliches. Er fühlt sich schlapp, hat Fieber, sein Hals schmerzt, und die Lymphknoten am Hals sind geschwollen. Nach einigen Tagen geht er zum Arzt, der zunächst auf eine bakterielle Infektion tippt, doch ein Test fällt negativ aus.

Nach einer weiteren Woche und einem erneuten Test steht fest, dass der US-Teenager wahrscheinlich unter einer Infektion mit dem Epstein-Barr-Virus (EBV) leidet, dem Erreger des Pfeifferschen Drüsenfiebers. Im Laufe des Lebens steckt sich nahezu jeder Mensch einmal mit dem Erreger an. Meist verläuft die Infektion ganz ohne Beschwerden, bei vielen Erwachsenen entwickelt sie sich zu einem harmlosen viralen Infekt. Vor allem bei Jugendlichen kommt es zu den typisch geschwollenen Lymphknoten und potenziell gefährlich geschwollenen Organen wie Leber oder Milz.

Pfeiffersches Drüsenfieber und Mittelohrentzündung

In den folgenden Tagen geht es dem Patienten immer schlechter. Er leidet unter Schluckbeschwerden, der Rachen schmerzt, zudem hört er auf dem rechten Ohr schlechter. Er wird mehrmals untersucht, bekommt die Diagnose einer Mittelohrentzündung und wird nun auch mit Antibiotika gegen deren vermutete bakterielle Erreger behandelt. Doch die Ohrenschmerzen werden schlimmer.

Ein Hals-Nasen-Ohren-Arzt stellt schließlich fest, dass das rechte Trommelfell des 19-Jährigen gerissen ist, es läuft eine blutig-eitrige Flüssigkeit aus dem Gehörgang. Der Arzt wechselt die Antibiotika, doch die Symptome verschlimmern sich weiter. In den folgenden fünf Tagen stürzt der Patient mehrfach. Bei einer erneuten Untersuchung entlastet der Ohrenspezialist mit einem kleinen Schnitt im Trommelfell das Mittelohr von dem dort angestauten Eiter. Der Patient kann sich im Anschluss kaum mehr auf den Beinen halten und muss sich übergeben, aber immerhin hört er jetzt besser und der Schmerz lässt nach.

Der Finger findet die Nase nicht

Als der junge Mann vom Arztbesuch nach Hause kommt, stellt er selbst fest, dass er verwaschen spricht, sich ungeschickt bewegt und beim Gehen unsicher ist. In der Nacht macht er sich schließlich auf den Weg zur nächsten Notaufnahme, von der aus er in das Massachusetts General Hospital in Boston verlegt wird.[38]

Dort angekommen, erzählt der Mann, dass er Druck im Ohr spüre und wieder schlechter höre. Er habe im vergangenen Monat viereinhalb Kilogramm abgenommen und sei ständig müde. Sonst habe er keine Krankheiten, die seine Symptome erklären könnten. Außer dem offensichtlich erkrankten Ohr notieren die Mediziner Auffälligkeiten bei neurologischen Untersuchungen: Der Patient hat zum Beispiel Probleme, mit seinem Zeigefinger aus großer Entfernung zielsicher die Nasenspitze zu treffen, ein Hinweis auf mögliche Probleme des Kleinhirns. Auch beim Versuch, den Fingerbewegungen des Arztes zu folgen, fallen Unregelmäßigkeiten auf. Zudem fallen dem Mann Gehen und Stehen schwer.

1 + 1 = ?

Die Mediziner schicken den Patienten zur Computertomografie (CT), wo der Kopf geröntgt wird. Auf den Aufnahmen des in millimeterdünnen Scheiben dargestellten Schädels sehen die Ärzte die Flüssigkeit im Mittelohr, der Schädelknochen ist intakt. Eine Magnetresonanztomografie (MRT), bei der ohne Röntgenstrahlen vor allem die weichen Gewebe des Körpers untersucht werden, bestätigt die Ergebnisse. Im Gehirn fällt den Ärzten nichts Ungewöhnliches auf. Sie nehmen noch Hirnwasser ab, das weitgehend unauffällig ist, und beginnen mit einer erneuten Antibiotikabehandlung. Da sich der Zustand des Patienten nicht verbessert, ändern die Ärzte am nächsten Tag die Antibiotikatherapie – woraufhin sich das Befinden des Patienten sogar noch verschlechtert.

Bei der nächsten neurologischen Untersuchung wirkt der junge Mann abwesend, hat Gedächtnis- und Sprachschwierigkeiten. Er versteht an ihn gerichtete Fragen, doch schon bei einfachen Rechenaufgaben muss er passen. Auch Bewegungsaufgaben bereiten ihm Probleme, er fällt im Stehen beinahe um. Die Augenbewegungen, die Körperspannung und die Aussprache sind gestört.

Kein Abszess im Hirn, was dann?

Zunächst haben die Ärzte den Verdacht, dass sich die bakterielle Mittelohrinfektion im Innenohr ausgebreitet hat und von dort – durch einen Knochendurchbruch – bis ins Kleinhirn gelangt sein könnte. Doch die Bewegungsschwierigkeiten des Patienten passen nicht dazu, und im Gehirn ist kein Abszess zu sehen.

Schließlich einigen sich die Neurologen darauf, dass der Mann am wahrscheinlichsten infolge der ursprünglichen Epstein-Barr-Virusinfektion unter einer akuten, vom Kleinhirn verursachten Bewegungsstörung leidet.

Gewagte Therapie

Wahrscheinlich hat das Epstein-Barr-Virus nach der eigentlichen Infektion eine Kleinhirnentzündung ausgelöst, eine sogenannte postinfektiöse Cerebellitis, die typischerweise eine bis drei Wochen nach dem Pfeifferschen Drüsenfieber auftritt. Bei diesem Patienten dauerte es einen Monat. Normalerweise würden die Spezialisten dabei noch Kopfschmerzen und Fieber erwarten, was bei dem Amerikaner nicht der Fall war.

Da die Ärzte Spätfolgen wie bleibende Bewegungsstörungen befürchten, unternehmen sie einen experimentellen Behandlungsversuch. Sie geben dem Patienten Antikörper in der Hoffnung, dass die Eiweiße die Symptome lindern können.

Die von Spendern gewonnenen Antikörper sollen das Immunsystem des Patienten bei der Bekämpfung vermutlich noch vorhandener Virusantigene unterstützen. Normalerweise werden mit dieser Ivig (intravenöse Immunglobuline) genannten Therapie Patienten behandelt, die selbst zu wenige oder gar keine Antikörper mehr produzieren oder an Autoimmunkrankheiten leiden. Tatsächlich verbessert sich nach dem Beginn der experimentellen Behandlung der Zustand des Patienten, nach acht weiteren Tagen kann er fast ohne Beschwerden entlassen werden.

37 Brauerei im Bauch

Was auf der Münchner Wiesn viele Maß Bier mit den Feiergästen anstellen, passiert einem US-Amerikaner ganz ohne Zutun: Er ist regelmäßig betrunken und behauptet steif und fest, keinen Tropfen Alkohol anzurühren. Seine Ärzte wollen ihm nicht glauben – ein Fehler.

Als der 61-jährige Patient in der Praxis von Justin McCarthy landet, leidet er bereits seit fünf Jahren an unerklärlichen Beschwerden. 2004 hatten Ärzte ihn wegen eines gebrochenen Fußes operiert, anschließend bekam er Antibiotika. Danach begannen die unheimlichen Symptome: Er war nach zwei Bier sturzbetrunken.

Zwei Bier? Auf der Münchner Wiesn wären das gut eingeschenkt zwei Liter. Doch der Mann beharrt darauf, dass er selbst dann gelegentlich betrunken ist, wenn er überhaupt keinen Alkohol konsumiert. Die Frau des Texaners ist Krankenschwester und beginnt, die Ausfälle zu dokumentieren. Um ihren subjektiven Eindruck, wann ihr Mann betrunken ist, belegen zu können, schafft sie sich ein Gerät zur Analyse des Atemalkoholanteils an, das auch die US-Polizei für ihre Kontrollen einsetzt.

Mehr als drei Promille Alkohol im Blut

Das Gerät dokumentiert häufig Werte zwischen 3,3 und 4 Promille Alkohol im Blut des Mannes. Für die beeindruckenden Werte haben der Patient und seine Frau keine Erklärung. Gelegentlich hat der Mann zuvor etwas Alkoholhaltiges gegessen, zum Beispiel eine likörgefüllte Praline. Das erklärt allerdings die Werte weit jenseits der Fahrtüchtigkeitsgrenze nicht. Aus den Aufzeichnungen geht jedoch hervor, dass der 61-Jährige häufiger betrunken wirkte und auch war, wenn er zuvor eine Mahlzeit ausgelassen hatte, Sport gemacht oder am Abend zuvor Alkohol getrunken hatte.[39]

Die Episoden der Trunkenheit werden über die Jahre immer schlimmer. Im November 2009 wird der Mann schließlich in die Notaufnahme eines Krankenhauses eingeliefert. An diesem Tag hat er keinen Alkohol getrunken, die gemessene Blutalkoholkonzentration liegt bei 3,7 Promille. Die Ärzte behalten ihn 24 Stunden zur Beobachtung im Krankenhaus und behandeln ihn wegen seiner offensichtlichen schweren Alkoholvergiftung. Sie schenken den Beteuerungen, er habe nichts getrunken, keinen Glauben und gehen davon aus, dass er wie viele Alkoholiker heimlich trinkt.

Suche im Darm

Im darauffolgenden Januar untersucht der behandelnde Gastroenterologe McCarthy schließlich den gesamten Magen-Darm-Trakt des Mannes. Abgesehen von seinem speziellen Alkoholproblem hat der Patient zu hohen Blutdruck und zu hohe Blutfettwerte. An Beschwerden mit Magen oder Darm kann er sich nicht erinnern. Dennoch vermutet McCarthy, dass der Darm etwas mit den Alkoholproblemen zu tun haben könnte, falls der Mann nicht doch heimlich trinkt.

Tests auf Probleme beim Verarbeiten verschiedener Zucker führen nicht weiter. Mit Endoskopen – langen Instrumenten, an deren Ende Kameras sitzen – untersucht McCarthy den gesamten Darm des Mannes. Tatsächlich fördert er dabei Proben zutage, in denen er bei der späteren Analyse fündig wird. Im Magen des Mannes sitzt das Bakterium Helicobacter pylori, das für Magengeschwüre verantwortlich sein kann. Spannender allerdings ist der Fund von Saccharomyces cerevisiae im Stuhl des Patienten.

Bierhefe im Stuhl

Diese Hefe wird, worauf der lateinische Name schon hindeutet, sowohl zum Backen als auch für den Gärprozess beim Bierbrauen verwendet. Doch kann der Pilz im Darm des Patienten an dessen Alkoholproblem schuld sein?

Im April 2010 wird der Mann für 24 Stunden im Krankenhaus überwacht. Bei der Aufnahme überprüfen die Ärzte seine Habseligkeiten auf Alkohol, während seines Aufenthalts darf er keine Besucher empfangen. Er bekommt den ganzen Tag über Traubenzucker und zuckerreiche Lebensmittel, denn die benötigt die Hefe, um Alkohol produzieren zu können. Zu Beginn des Experiments und später alle zwei Stunden ermitteln die Ärzte die Blutalkoholkonzentration, alle vier Stunden auch den Blutzuckerspiegel. Texanische Behördenvertreter überprüfen zusätzlich den Atemalkoholgehalt des Mannes. Am Nachmittag steigt der Blutalkoholgehalt auf 120 Milligramm Alkohol pro Deziliter (mg/dL), das Atemanalysegerät zeigt 1,2 Promille an.

Der Mann braut selbst

Jetzt ist das Behandlungsteam sicher: Sie haben einen Patienten mit dem »Auto-Brewery Syndrome« oder »Gut Fermentation Syndrome« vor sich. Für das, was nach einem schlechten Scherz klingt, findet man tatsächlich einige Dutzend Fallberichte in der medizinischen Literatur. Im Körper der Betroffenen soll die sich im Übermaß ausbreitende Hefe Zucker aus der Nahrung zu Ethanol fermentieren. Japanische Autoren haben bereits Anfang der Siebzigerjahre über solche Fälle berichtet. In einem Fall war ein 13-jähriges Mädchen betroffen, in einem anderen ein dreijähriges, beide litten zudem unter Fehlbildungen des Darms.

Der texanische Patient wird von seinen Ärzten mit dem Pilzmittel Fluconazol behandelt, anschließend mit einem weiteren Antimykotikum, Nystatin. Um die Darmflora wiederherzustellen, bekommt er anschließend Bakterienkulturen. Während der Therapie muss er Zucker vermeiden und darf auch keinen Alkohol trinken.

0,00 Promille

Täglich wird sein Atemalkoholgehalt kontrolliert: Zehn Wochen lang zeigt das Gerät durchgehend 0,00 Promille an. Bei der anschließenden Stuhlkontrolle finden die Ärzte keine Hefe mehr. Schließlich behandeln die Ärzte noch den im Magen sitzenden Helicobacter pylori.

Der ungewöhnliche Krankheitsfall taugt nicht als Ausrede für Volltrunkene. Der texanische Patient konnte nach mehr als sechsjähriger Leidenszeit glaubhaft nachweisen, dass er tatsächlich nicht alkoholabhängig war. Allerdings veranschaulicht der Fall, dass Ärzte und Pflegekräfte auch Patienten mit vermeintlich eindeutigen Diagnosen genau zuhören sollten.

38

Das kommt von Herzen

Eine 52-Jährige klagt über Brustschmerzen und Fieber. Einen Herzinfarkt können die Ärzte ausschließen, aber bei der Computertomografie entdecken sie eine seltsame Veränderung in der Halsschlagader. Eine gefährliche Operation soll die Frau retten.

Als die Frau in die Rettungsstelle des Newport Hospitals auf Rhode Island (USA) kommt, klagt sie vor allem über drei Dinge: Fieber, Nacken- und Brustschmerzen. Da Internisten bei dem Schlagwort Brustschmerzen immer an einen Herzinfarkt denken, messen sie Blutdruck und Puls, schreiben ein EKG und nehmen Blut ab. Der Blutdruck ist mit 82/55 mmHg sehr niedrig, der Herzschlag mit 110 Schlägen pro Minute zu hoch. Ihre Temperatur liegt bei 38,5 Grad Celsius und das EKG ist unauffällig.

Im Blut entdecken die Ärzte jedoch eine deutlich erhöhte Zahl von weißen Blutkörperchen. Das spricht für eine Entzündung. Der Nacken der Patientin ist verspannt, ansonsten finden die Ärzte allerdings keine auffälligen Befunde, insbesondere keine einseitige Schwäche und Sensibilitäts- oder Sehstörungen.

Unbemerkte Schlaganfälle

Um einen Einblick in die Halsorgane der 52-Jährigen zu bekommen, lassen sie Computertomografie-Aufnahmen von ihrem Kopf und ihrem Hals anfertigen. Dabei entdecken sie eine große Aussackung in der Halsschlagader. Ein etwa kirschkerngroßer Pfropf verstopft dieses sogenannte Aneurysma und das gesamte Gefäß so stark, dass nur noch ein Fünftel des normalen Blutflusses in den Kopf und das Gehirn gelangt. Das bestätigt auch eine Ultraschalluntersuchung.

Woraus der Pfropf besteht und warum er sich in der Halsschlagader festgesetzt hat, wissen die Ärzte noch nicht. Sie entdecken auf den CT-Aufnahmen vom Kopf, dass die Frau viele kleine Infarkte gehabt haben muss, die sie offenbar gar nicht bemerkt hat. Wie kam es dazu?

Häufig stammen die Auslöser derartiger Schlaganfälle vom Herzen. Mit einer speziellen Ultraschalluntersuchung des Herzens finden die Ärzte heraus, dass das auch bei ihrer Patientin der Fall ist. Die Herzklappen sind verdickt und sehen so aus, als seien sie entzündet. Häufig sind Streptokokken der Grund für Infektionen der Herzklappen, weshalb die Ärzte vermuten, dass auch der Pfropf in der Halsschlagader aus Bakterien besteht und daher Schmerzen und Fieber verursacht. Vorsorglich verabreichen die Mediziner ihrer Patientin Antibiotika und bereiten sie auf eine Operation vor: Die verstopfte Arterie soll wieder geöffnet und der Pfropf entfernt werden.

Bakterien verkapseln sich

Für den Eingriff hebt ein Mund-Kiefer-Gesichtschirurg den Kopf des Kiefergelenks aus seiner Pfanne am Schädel. Dadurch haben die Gefäßchirurgen gute Einsicht in ihr Operationsfeld. Die Wand der Halsschlagader ist in Höhe des zweiten Halswirbels entzündet. Die Chirurgen prüfen, ob die Durchblutung der sich hinter der Verstopfung abzweigenden Arterien durch Umgehungskreisläufe gewährleistet ist. Diese versorgen das Gehirn und müssen durchblutet sein, damit es während der Operation nicht zu einem Infarkt kommt.

Dann schneiden die Operateure das Schlagaderstück samt Aneurysma heraus. Die Verbindung stellen sie mit einer Vene aus der Achselhöhle wieder her. Dieser Eingriff geht mit einem Risiko für einen Schlaganfall mit Todesfolge von sechs bis zehn Prozent einher, wie die Ärzte berichten.[40] Die Alternative sei jedoch deutlich gefährlicher: Werde die Arterie ganz verschlossen, liege das Risiko für Schlaganfall oder Tod bei bis zu 60 Prozent.

Der Eingriff gelingt, die Frau erleidet keine Komplikationen. Bei der Untersuchung des Aneurysmas zeigt sich, dass sich die Arterienwand aufgespalten und der Pfropf sich darin zu einem Abszess geformt hatte. Ein Abszess ist eine abgekapselte Eiteransammlung. Verursacht wurde er bei der Frau durch eine bestimmte Gruppe von Streptokokken, die vermutlich vom Herzen in die Kopfarterien gespült wurden.

Nachdem sich die Patientin erholt hat, darf sie wieder nach Hause gehen. Zu ihrem Schutz wird sie dauerhaft Antibiotika einnehmen müssen.

39

Bilderrätsel auf der Leber

Leipziger Ärzte entdecken bei einem 44-jährigen Mann einen Tumor in der Leber, sie befürchten eine Krebserkrankung. Doch auf den Bildern der Computertomografie scheint die Geschwulst plötzlich verschwunden. Erst eine Gewebeentnahme bringt die Mediziner auf die richtige Spur.

In die Leipziger Universitätsklinik kommt ein 44-jähriger Mann, der sich ständig müde fühlt. Er berichtet seinen Ärzten von Fieber und nächtlichen Schweißausbrüchen, seit zehn Tagen gehe das bereits so. Zudem hätten in der vergangenen Woche die Kniegelenke nach dem Sport geschmerzt.

Als der Internist Thomas Karlas und seine Kollegen den Mann befragen, kann der sich an ähnliche Beschwerden in der Vergangenheit erinnern. Im vergangenen und im vorvergangenen Jahr sei es ihm schon einmal so ergangen, berichtet der Patient. Damals vergingen die Beschwerden jedoch von selbst, beschreiben die Ärzte den Fall.[41]

Ansonsten ist die Vorgeschichte des Patienten unauffällig: Bis vor zehn Jahren hat der Mann geraucht, er leidet nicht unter chronischen Krankheiten, es gibt keine

Hinweise auf Infektionskrankheiten, die er von Reisen mitgebracht haben könnte.

Geschwollene Knie, erhöhte Leberwerte

Bei der Untersuchung bemerken die Mediziner zwar, dass beide Knie etwas geschwollen sind. Sonst fällt ihnen aber nichts auf, was die Beschwerden des Mannes erklären könnte. Die Blutanalyse ergibt deutliche Hinweise auf eine Entzündung, auch ein Teil der Leberwerte ist erhöht. Vom roten Blutfarbstoff, dem für den Sauerstofftransport wichtigen Hämoglobin, hat der Patient zu wenig im Blut. Außerdem ist die Konzentration der Blutplättchen, der für die Gerinnung benötigten Thrombozyten, leicht erhöht. Für beide Befunde gibt es unterschiedliche Ursachen. Der Mann wird geröntgt, sein Urin analysiert – ohne auffällige Ergebnisse.

Bei der Ultraschalluntersuchung werden die Ärzte schließlich fündig. Sie stoßen in der Leber auf eine etwa zwei mal zwei Zentimeter große Struktur, die ein bösartiger Tumor sein könnte. Mithilfe eines Kontrastmittels sehen die Mediziner, wie das Gebilde von einem Blutgefäß versorgt wird. Das ist bei den meisten Tumoren ab einer gewissen Größe der Fall, bei vielen gutartigen Veränderungen dagegen nicht. Sie fühlen sich in ihrer Vermutung bestätigt, dass der Patient an Krebs erkrankt ist.

Doch ihre Hypothese gerät ins Wackeln, als sie den Mann auch computertomografisch untersuchen. Auf den CT-Bildern ist der Tumor kaum zu sehen. Erst eine Magnetresonanztomografie macht das Gebilde erneut sichtbar. In einer

Positronenemissionstomografie (PET) erkennen die Mediziner, dass die Zellen an der verdächtigen Stelle große Mengen an Blutzucker verbrauchen, was wiederum für einen bösartigen Tumor sprechen würde. Da sich die unterschiedlichen Bilder widersprechen, entschließen sich die Ärzte zu einer Biopsie der Leber, bei der sie ein kleines Stückchen Gewebe entnehmen.

Ein ganz anderer Tumor

Die Pathologen finden bei der Analyse des Gewebes keine Hinweise auf einen bösartigen Tumor. Allerdings fällt ihnen eine Vielzahl dicht gepackter Abwehrzellen auf. Eine genauere Untersuchung der Zellen im Labor ergibt die Diagnose: Der Patient leidet an einem entzündlichen Pseudotumor (inflammatorischer Pseudotumor) in der Leber.

Inflammatorische Pseudotumoren sind sehr selten, das Abwehrsystem richtet sich dabei gegen den Körper. Es ist also eine Autoimmunkrankheit, die verschiedene Organe wie Bauchspeicheldrüse, Lunge oder eben die Leber treffen kann. Die richtige Diagnose kann nur gestellt werden, wenn die Ärzte rechtzeitig daran denken, die Biopsie durchzuführen. Lange Zeit wurden die Pseudotumoren erst nach der Operation der vermeintlich bösartigen Geschwülste erkannt.

Jetzt bekommt der Patient Prednisolon, einen Verwandten des körpereigenen Hormons Cortisol. Das Medikament unterdrückt Entzündungsreaktionen. Die Beschwerden des Mannes gehen rasch zurück, seine Entzündungswerte im Blut normalisieren sich.

Beim Versuch der Ärzte, ihn mit einer geringeren Menge

cortisonverwandter Medikamente zu behandeln, erleidet der Patient einen Rückfall. Mithilfe einer Kombination verschiedener, das Immunsystem unterdrückender Wirkstoffe gelingt es schließlich, seine Symptome dauerhaft zu unterdrücken. In Ultraschalluntersuchungen können die Mediziner den Pseudotumor zwar nach wie vor sehen, doch die Entzündung scheint an Aktivität verloren zu haben.

Bei manchen Patienten schrumpfen die Tumoren auch ohne Behandlung, der Großteil der Betroffenen benötigt allerdings eine Therapie mit Steroiden, den Verwandten des Cortisols. Nur wenn auch das nicht hilft, müssen die Pseudotumoren in einer Operation entfernt werden.

Knapp am Grab vorbeigeschlemmt

40

Erst gefastet, dann geschlemmt und beinahe gestorben: Nach dem Ramadan isst ein 53-jähriger Mann reichlich – und verliert danach mehrfach das Bewusstsein. Im Krankenhaus kommen seine Ärzte einer äußerst seltenen Ursache auf die Schliche.

Im Jahr 2012 brechen die Muslime das Fasten am 19. August. An diesem Tag kommt ein Patient in die Notaufnahme des St. Franciscus Gasthuis im niederländischen Rotterdam. Der 53-Jährige hat in den vier Wochen zuvor tagsüber auf Essen verzichtet. Beim Festmahl zum Ende des Ramadan am Vorabend des Klinikbesuchs hat er geschlemmt, und das nicht zu knapp.

In den frühen Morgenstunden habe der Familienvater im Bett liegend mehrfach das Bewusstsein verloren, berichten Frau und Kinder des Patienten. Dabei habe er immer wieder aufgehört zu atmen, sein Kopf sei zurückgefallen, der Blick starr zur Decke gerichtet gewesen, alle Kraft sei aus den Gliedern gewichen. An die Attacken kann sich der Mann nicht erinnern.[42]

Eigentlich ist der Mann gesund, er nimmt keine Medikamente, trinkt keinen Alkohol und konsumiert keine sonstigen Drogen. Auch ist er zuvor noch nie plötzlich bewusstlos geworden, in der Familie hat es keinen Fall eines plötzlichen und unerklärlichen Herztods gegeben. Die körperliche Untersuchung und Labortests liefern den Medizinern ebenfalls keine Hinweise auf eine Ursache für die plötzlichen Bewusstseinsverluste, bei denen sich der Mann auch eingenässt hat. Und dann, kurz nach den Untersuchungen, passiert es erneut: Der Mann wird bewusstlos.

Chaos in den Herzmuskelzellen

Dieses Mal läuft während des Anfalls ein Überwachungsmonitor für Kreislauf und Atmung. Auf den Brustkorb geklebte Elektroden überwachen den Herzrhythmus des Mannes. Auf dem EKG-Bild erkennen die Ärzte mehrfach hintereinander das Muster einer lebensbedrohlichen Herzrhythmusstörung, einer sogenannten ventrikulären Tachykardie.

Kurzzeitig kommt es zum Kammerflimmern: Die Herzmuskulatur wird nicht mehr rhythmisch erregt, stattdessen herrscht Chaos in den Zellen, das Herz pumpt kein Blut mehr. Zweimal müssen die Ärzte den Patienten mit einem Elektroschock zurück ins Leben holen. Zusätzlich bekommt der Mann ein die Herzmuskelzellen stabilisierendes Medikament, danach treten keine Rhythmusstörungen mehr auf.

Auf der Suche nach der Ursache der lebensbedrohlichen

Rhythmusstörungen analysieren die Mediziner das EKG des Patienten genauer. Ihnen fallen Veränderungen auf, die typisch sind für eine sehr seltene Herzkrankheit. Beim Brugada-Syndrom, so der Name, sind Eiweißbausteine in den Membranen der Herzmuskelzellen verändert. Dadurch gerät die empfindliche elektrische Erregung des Herzmuskels durcheinander, die den Herzschlag steuert.

Verschiedene Faktoren können bei Brugada-Patienten das Risiko für Rhythmusstörungen und den plötzlichen Herztod erhöhen: Fieber, Medikamente oder auch ein erhöhter Insulinspiegel. Außerdem ist bekannt, dass bei Betroffenen in der Nacht oder nach dem Essen das Risiko für einen Herzstillstand steigt – und dass eine große Mahlzeit die typischen EKG-Veränderungen verstärken kann.

Die niederländischen Ärzte mutmaßen, dass der gefüllte Magen auch bei ihrem Patienten eine Rolle gespielt hat: Nach dem Essen wird der Ruhenerv, der Vagus, aktiv, der unter anderem die Verdauung ankurbelt. Der Körper schüttet Insulin aus, damit der Blutzucker in die Zellen und Energiespeicher gelangt. Bei diesem Brugada-Patienten, so die Ärzte, sei das Festmahl wahrscheinlich für die akuten Herzrhythmusstörungen verantwortlich gewesen.

Die Ärzte behandeln den Mann nach der Diagnose mit Chinidin. Die mit dem Bitterstoff in Tonic Water, Chinin, eng verwandte Substanz kann den Herzrhythmus stabilisieren. Für den Fall eines erneuten Herzstillstands bekommt der Patient kurz darauf einen Defibrillator eingesetzt. Bei der letzten Untersuchung im März 2013, so berichten die Ärzte, sei das EKG des Mannes normal gewesen.

Seit der Behandlung nach dem Ramadan 2012 hatte der Patient auch keine Rhythmusstörungen mehr. Eine genetische Untersuchung des Patienten und auch eine vorsorgliche Kontrolle der Familienmitglieder haben die Ärzte begonnen, denn das Brugada-Syndrom ist erblich.

41

Dicke Backe, Kreislaufschock

Ein eigentlich gesunder Mann fühlt sich unwohl, sein Hausarzt tippt auf Mumps. Wochenlang plagt ihn die Krankheit, schließlich geht er in die Klinik, doch die Mediziner sind ratlos. Erst als der Patient auf der Intensivstation liegt, kommt die Ursache ans Licht.

Der 44-jährige Koch aus Liverpool ist müde, er fühlt sich krank, seine Wangen sind dick. Da er geschwollene Ohrspeicheldrüsen und Halsschmerzen hat, diagnostiziert sein Hausarzt Mumps. Entzündete Speicheldrüsen und die Schwellung der Backen sind typische Symptome der Virusinfektion; bei Männern ist die Mitinfektion der Hoden gefürchtet. Normalerweise kuriert der Körper die Krankheit von allein aus.

Drei Wochen vergehen, aber dem Patienten geht es noch immer nicht besser, im Gegenteil. Sein Zustand hat sich verschlechtert, schließlich landet er in einer Liverpooler Notaufnahme. Halsschmerzen hat der Koch zwar nicht mehr, eine Wange ist allerdings nach wie vor geschwollen. Zudem klagt er über Schmerzen in Armen und Beinen, der Mann hat Fieber und Kreislaufprobleme.

Die Ärzte messen einen niedrigen Blutdruck von nur 84 zu 52 Millimetern Quecksilbersäule (mmHg), das Herz schlägt 106 Mal pro Minute. Dabei atmet der Patient deutlich schneller als normal, berichten die Mediziner um Habib Rahman.[43]

Innerhalb von wenigen Stunden auf die Intensivstation

Bei der Untersuchung stellen sie fest, dass die rechte Ohrspeicheldrüse noch immer entzündet ist, allerdings nicht schmerzhaft. Nur wenige Stunden nach der Einlieferung in die Klinik müssen die Ärzte den Patienten auf der Intensivstation behandeln und seinen Kreislauf mit Medikamenten stabilisieren.

Was aber hat den Kreislaufschock des Patienten verursacht? Erste Laborergebnisse weisen auf eine Entzündung oder eine Infektion hin. Dem Patienten werden Breitbandantibiotika verabreicht, um möglichst viele Bakterien abzutöten, die als Krankheitserreger infrage kommen.

Die britischen Mediziner vermuten eine Lungenentzündung oder einen Harnwegsinfekt. Von beiden Orten aus könnten sich Bakterien im Körper ausgebreitet haben. Eine solche Sepsis würde den Zustand des Patienten erklären. Aber auch eine Infektion etwa mit dem Epstein-Barr-Virus, Cytomegalieviren oder doch Mumps kommen infrage. Gegen Viren wären Antibiotika machtlos.

Die Symptome des Mannes bereiten den Ärzten Sorgen: Möglicherweise haben die Erreger das Herz erreicht. Eine Entzündung der Herzinnenhaut (Endokarditis) würde zumindest Fieber, Müdigkeit, Muskel- und Gelenkschmerzen erklären. Es könnte sich aber auch, so eine weitere Vermutung, um eine schwere Belastung des Immunsystems handeln, etwa durch eine HIV-Infektion, einen unbehandelten Diabetes – oder gar eine bösartige Krankheit wie Lymphdrüsenkrebs.

All diesen Verdachtsdiagnosen gehen die Mediziner nach. Auf Röntgenbildern sind keine Zeichen einer Lungenentzündung zu erkennen, im Urin fehlen Hinweise auf einen Harnwegsinfekt. Tests auf verschiedene Viren – auch Mumps und HIV – bleiben negativ. Im Herzultraschall sieht man keine Endokarditis, der Mann ist weder zuckerkrank noch findet der Pathologe in einem vorsichtshalber entnommenen Lymphknoten Hinweise auf Krebszellen. Die Ärzte stehen vor einem Rätsel.

Computertomografie offenbart die Quelle

Einen Tag nachdem der Patient auf die Intensivstation gekommen ist, wird er schließlich im Computertomografen (CT) vom Kopf bis zu den Beinen untersucht. Die Ärzte entdecken Flüssigkeitsansammlungen (Ödeme) unter der Haut, um die Lunge und das Herz sowie geschwollene Lymphknoten im gesamten Körper, auch die Milz ist vergrößert. Die nach wie vor entzündete rechte Ohrspeicheldrüse fällt auf, genauso wie die rechte Gaumenmandel – um die könnte sich Eiter angesammelt haben und einen sogenannten Abszess bilden.

Die Untersuchungen per Endoskop und Ultraschall

bringen tatsächlich Gewissheit: Von der Ohrspeicheldrüse reicht ein mehrere Zentimeter großer Abszess in den Rachen hinein. In einer Notoperation entfernen Chirurgen die Gaumenmandel und säubern die Abszesshöhle. Mikrobiologen finden im Blut des Patienten Streptokokken.

Damit ist die Ursache für die Sepsis und den Kreislaufschock geklärt: Wahrscheinlich haben die Bakterien die Gaumenmandel infiziert. Da das unbehandelt blieb, bildete sich der Abszess und die Streptokokken breiteten sich im Blutkreislauf des 44-Jährigen aus.

Rachenabszesse sind selten, aber gefürchtet: Die Atemwege können dabei so anschwellen, dass die Patienten ersticken. Ungewöhnlicherweise hatte der Mann aber weder Schwierigkeiten beim Schlucken noch Halsschmerzen. Zudem litt er nicht wie die meisten Betroffenen unter einer Immunschwäche. Breitet sich die Infektion aus, steigt das Risiko für eine Blutvergiftung – mit dramatischen Folgen: Ein gutes Drittel jener Patienten, die einen Kreislaufschock durch Streptokokken erleiden, stirbt an der Sepsis.

Der Liverpooler Patient erhält schließlich gezielte Antibiotika gegen Streptokokken und wird nach der OP sicherheitshalber beatmet. Außerdem spülen die Ärzte regelmäßig die Abszesshöhle. Mehrere Tage lang muss der Kreislauf des Patienten stabilisiert werden, dann kann er wieder selbst atmen und wird nach zwei Wochen auf eine normale Station verlegt. Insgesamt vergeht ein Monat, bis der Koch das Krankenhaus verlassen kann – vollkommen gesund.

42 Verwirrt, schwach, wortlos

Einer 21-jährigen Frau fallen Wörter nicht mehr ein, ihre rechte Körperhälfte fühlt sich taub an. Immer wieder leidet sie unter Kopfschmerzen, auch eine chronische Krankheit ist bekannt. Doch kann die für ihre ungewöhnlichen Beschwerden verantwortlich sein?

In die Notaufnahme kommt die junge Frau, weil immer wieder verschiedene Körperfunktionen ausfallen. Zwei Wochen vor ihrer Aufnahme in die Klinik der University of Alberta im kanadischen Edmonton fühlte sich ihre rechte Körperseite taub an. Die 21-Jährige hatte Schwierigkeiten, die richtigen Worte zu finden, war verwirrt. Nach vier Stunden waren die Beschwerden verschwunden.

Nach diesem Zwischenfall leidet die Frau unter Schmerzen im ganzen Körper, vor allem im Kopf. Das Taubheitsgefühl in der rechten Körperhälfte kommt und verschwindet wieder. Mehrfach plagen sie Schwächeanfälle in den Beinen, sie fällt direkt nach dem Aufstehen aus dem Sitzen hin. Bei diesen Stürzen wird der Frau nicht schwarz vor den Augen und nach weniger als einer Minute hat sie auch wieder Kraft in den Beinen.

Jetzt sitzt sie vor ihren Ärzten, die beim Messen des Blutdrucks eine interessante Entdeckung machen: Der Blutdruck ist auf der linken Seite höher als auf der rechten, der obere Wert liegt links bei 140, rechts bei 110 Millimetern Quecksilbersäule (mmHg). Steht die Patientin auf, fällt der Blutdruck im rechten Arm um weitere 20 mmHg ab.[44]

Das Immunsystem spielt verrückt

Die Patientin ist den Ärzten bereits bekannt. Zwei Jahre zuvor kämpfte sie nicht nur mit Kopfschmerzen, sie sah auch vorübergehend unscharf. Grund genug, ihren Kopf in einem Computertomografen (CT) und ihre Halsgefäße im Ultraschall zu untersuchen: Damals stellten die Mediziner fest, dass Hirngefäße teilweise verengt waren. Weitere Untersuchungen im Labor leiteten die Ärzte zu einer seltenen Diagnose: Die Frau leidet unter einer Entzündung der Arterien mit dem komplizierten Namen Takayasu-Arteriitis. Dabei wendet sich das Abwehrsystem vor allem gegen die großen Blutgefäße, eine ständige Entzündungsreaktion führt zu vielfältigen Beschwerden; betroffen sind meist junge Frauen. Die Autoimmunerkrankung erklärt auch die unterschiedlichen Blutdruckwerte in beiden Körperseiten: Sind Blutgefäße durch die Arteriitis verengt, sinkt der Druck nach der Engstelle.

Schon damals waren viele Arterien bei der jungen Patientin betroffen. Das Blut in Teilen des Gehirns floss langsamer als normal. Eine Kontrolle nach einem Jahr zeigte zwar weiterhin entzündete Blutgefäßwände, doch dank Medikamenten, die das Immunsystem unterdrücken, hatte sie keine Beschwerden.

Die kanadischen Ärzte untersuchen die chronisch kranke Patientin jetzt erneut mittels CT und auch im Kernspintomografen (Magnetresonanztomografie, MRT). Sie entdecken, dass die Frau offenbar im Kopf geblutet hat – das ist für eine Takayasu-Arteriitis untypisch. Bei diesen sogenannten Subarachnoidalblutungen gelangt Blut in den mit Hirnflüssigkeit gefüllten Raum zwischen zwei Hirnhautschichten. Solche Blutungen können durch Unfälle oder Stürze ausgelöst werden oder aber entstehen, wenn Aussackungen der Gefäßwände, sogenannte Aneurysmen, reißen.

Ein ungelöster Fall?

Bei der jungen Frau finden die Ärzte in CT- und MRT-Bildern aber keinen Hinweis auf Aneurysmen in den Kopfgefäßen, und doch sind Subarachnoidalblutungen zu erkennen. Die Ärzte wiederholen die Aufnahmen, wenn die Patientin unter neuen Beschwerden leidet, und finden jeweils Anzeichen frischer Blutungen.

Nach der stationären Aufnahme bessern sich die Beschwerden. Die Patientin bekommt weiter das Abwehrsystem unterdrückende Medikamente, ein Jahr nach dem Zwischenfall hat sie keine Beschwerden mehr.

Den Ärzten allerdings lässt der Fall ihrer Patientin keine Ruhe. Bei einer Takayasu-Arteriitis kommt es nur sehr selten zu Subarachnoidalblutungen. In der gesamten medizinischen Literatur finden sie gerade einmal 24 Fallberichte. Die häufigste Ursache der Blutungen ist auch bei Patienten mit der chronischen Gefäßentzündung das Reißen eines Aneurysmas. Neben der Kanadierin gibt es nur drei weitere dokumentierte Fälle, bei denen nicht die erweiterten Gefäße die Ursache einer Blutung waren. Die Ärzte von der University of Alberta fragen sich, wie die Blutungen bei der vor allem die Gefäße verschließenden Takayasu-Arteriitis entstehen. Die chronische Entzündung greift die Gefäßwände an, das allein reicht allerdings nicht als Erklärung für die Subarachnoidalblutungen aus.

Während die Takayasu-Krankheit vor allem große Arterien befällt, gibt es auch entzündliche Krankheiten kleiner Blutgefäße – möglicherweise sei das auch bei dieser Patientin der Fall, spekulieren die kanadischen Ärzte. Schließlich könne auch die dauerhaft schlechte Blutversorgung des Gehirns schuld sein: Durch den Sauerstoffmangel wird das Wachstum von Blutgefäßen angeregt, die anfälliger für Risse sind. Doch, so die Autoren, die Erklärungsversuche bleiben Spekulation. Den tatsächlichen Grund für die wiederholten Blutungen ihrer Patientin haben die Ärzte bislang nicht gefunden.

43

Darf's ein bisschen Ketchup sein?

Sechs Jahre lang plagen Bauchschmerzen eine britische Patientin. Ihre Ärzte vermuten eine chronisch-entzündliche Darmerkrankung, die sie immer wieder behandeln. Bis überraschend der wahre Übeltäter überführt wird.

Bauchschmerzen, Blähungen und Durchfall, immer wieder. Sechs Jahre lang geht das so, die Beschwerden machen der 41-jährigen Britin zu schaffen. Zu Beginn war nach drei Tagen alles vorbei, bei Blut- und Stuhluntersuchungen wurde nichts Auffälliges gefunden.

Da ihre Mutter an einer aggressiven Form von Darmkrebs erkrankt war, muss auch die britische Patientin regelmäßig zur Darmspiegelung. 2007 hatten ihre Ärzte bei einer solchen Kontrolle Veränderungen der Darmschleimhaut festgestellt, die unter anderem bei der chronisch-entzündlichen Darmerkrankung Morbus Crohn auftreten können. Sie behandelten die Frau mit Mesalazin, einem Wirkstoff, der chronische Entzündungen der Darmschleimhaut lindern kann.

Vier Jahre später schmerzt vor allem ihr Unterbauch.[45] Die Mediziner gehen davon aus, dass der Morbus Crohn

Auslöser der unterschiedlich starken Beschwerden ist. Hinweise auf einen Tumor oder eine Hernie – außerhalb des Bauchfells liegende Darmschlingen – finden sie nicht. Bei einer erneuten Darmspiegelung fällt den Ärzten eine Entzündung in der Darmschleimhaut auf, die zwar nicht dem typischen Morbus Crohn entspricht, aber trotzdem mit der Krankheit erklärt werden kann.

Gänge und Höhlen im Bauch

Morbus Crohn und die verwandte Colitis ulcerosa sind chronisch-entzündliche Darmerkrankungen. Beim Morbus Crohn ist die Darmschleimhaut des Dünn- und Dickdarms an unterschiedlichen Stellen entzündet, es bilden sich Gänge und infizierte Höhlen. Bei der Colitis, die sich am Stück vor allem im Dickdarm ausbreitet, haben die Patienten häufig Blut im Stuhl. Bei beiden Krankheiten kämpfen die Betroffenen mit Durchfall und Bauchschmerzen, die in Schüben kommen und gehen.

Im darauffolgenden Jahr, es ist 2012, muss die britische Patientin viermal in die Klinik, jedes Mal quält sie ein Darmverschluss. Jedes Mal therapieren die Ärzte die Patientin so, wie es bei Morbus Crohn üblich ist – jedes Mal normalisieren sich schließlich auch die Entzündungsparameter im Blut.

In einer Kernspin-Aufnahme entdecken die Ärzte erweiterte Darmschlingen, die zum Morbus Crohn passen würden. Mittlerweile zwingt ihr Darm die Patientin fünf bis sechs Mal täglich auf die Toilette. Da die Darmentzündung voranzuschreiten scheint, entscheiden sich die Ärzte schließlich zu einer OP.

In einer endoskopischen Operation, bei der die Chirurgen durch kleine Schnitte in der Bauchdecke Instrumente in den Bauchraum einführen, entfernen sie den rechten Teil des Dickdarms der Patientin. Kurz vor dem Ende des Dünndarms, am Übergang zum Dickdarm, fällt den Chirurgen eine entzündete Masse auf.

Es gelingt ihnen, einen Fremdkörper zu entfernen – die Ärzte staunen nicht schlecht: Zwei Stückchen Kunststofffolie bergen sie aus dem Bauch ihrer Patientin. Auf einem können sie den Schriftzug »Heinz« des bekannten Ketchup-Herstellers entziffern. In der Nähe des Fundorts ist die Darmwand verletzt.

Nach der Operation kann sich die Patientin nicht entsinnen, wann sie die Ketchup-Verpackung verspeist haben könnte. Bei der genauen Untersuchung der entfernten Darmstücke finden die Pathologen keine Veränderungen, die typischerweise beim Morbus Crohn zu erwarten wären.

Das bittere Fazit der Ärzte: Ihre Patientin hatte vermutlich nie an der chronisch-entzündlichen Darmerkrankung gelitten – sondern sechs Jahre lang an den Folgen des Ketchup-Etiketts. Bei allen Nachuntersuchungen hatte die Frau keine Beschwerden mehr.

Normalerweise, so schreiben die Mediziner in ihrem Fallbericht, würden Fremdkörper den Darm problemlos passieren. Nur ein Fünftel bleibt auf dem Weg durch den Körper hängen, nur in einem Prozent aller Fälle kommt es zur Operation. Gefährlich können eine Darmverstopfung und eine Verletzung der Darmwand werden. Die Beschwerden können schwierig zu interpretieren sein: Bauchschmerzen,

Fieber, Übelkeit und Erbrechen treten bei vielen Krankheiten auf. Und im Fall der britischen Patientin waren alle Beschwerden mit dem Morbus Crohn zu erklären, der bei verschiedenen Patienten unterschiedliche Formen annehmen kann.

Die britischen Ärzte haben die medizinische Literatur durchsucht und sind auf insgesamt vier Fallberichte gestoßen, in denen Fremdkörper mit einem Morbus Crohn verwechselt wurden: In allen vier Fällen hatten die Patienten – vom Kind bis zum Erwachsenen – unbemerkt einen Zahnstocher verschluckt. Die Diagnose ist beim Zahnstocher nicht unbedingt einfacher zu stellen, genauso wie die Ketchup-Verpackung sieht man ihn zum Beispiel auf Röntgenbildern nicht.

Allerdings ist auch eine umgekehrte Geschichte bekannt: Das Verschwinden von Fremdkörpern kann ein Hinweis auf eine chronisch-entzündliche Darmerkrankung sein. Bei einem 29-jährigen Briten wurde sein Morbus Crohn zufällig entdeckt – als die Ärzte eine versehentlich verschluckte 20-Pence-Münze entfernen wollten.

Der Scheuklappen-Blick 44

Ein pubertierendes Mädchen klagt über Kopfschmerzen und Lichtblitze in den Augen. Der Hausarzt übersieht monatelang deutliche Hinweise auf eine schwere Erkrankung. Wenig später liegt die 13-Jährige auf dem OP-Tisch.

Das 13-jährige Mädchen hat ein seltsames Problem: Helle Blitzlichter ziehen seitlich durch das Blickfeld, manchmal verschwimmen die Dinge vor den Augen und alles erscheint grau in grau. Doch nach einiger Zeit verschwinden die Irrlichter und Grauschleier wieder. Bedrohlicher aber für das Mädchen sind die Kopfschmerzen, die es seit vier Monaten hat. Und sie werden schlimmer.

Schon dreimal war das Kind deshalb beim Arzt. Doch der schickte die 13-Jährige immer wieder nach Hause, weil ihr weder übel war oder sie erbrechen musste – danach hatte sie der Arzt gefragt. Ihre Antworten aber wiegten ihn in falsche Sicherheit.

Jetzt stellt sich das Mädchen im St. George's Hospital in London vor. Alles erscheint normal an der jungen Patientin: Sie ist offen, freundlich, normal groß und schwer, weiß, wer und wo sie ist, sie kann alles gut erkennen. Die Eltern berichten, dass sie bisher immer gesund gewesen sei. Einen Monat zuvor hatte sie erstmals ihre Periode bekommen.

Migräne, hoher Hirndruck oder Tumor?

Doch da sind die Kopfschmerzen, die sie plagen. Die Neurologen, die das Kind untersuchen, haben bereits Verdachtsdiagnosen im Kopf: Am häufigsten sind im Kindesalter banale Kopfschmerzen, die von allein wieder verschwinden.[46] Doch vor allem aufgrund der Sehstörungen und der Dauer der Schmerzen zweifeln die Ärzte daran, dass alles ganz harmlos ist. Migräne etwa könnte die Ursache sein, ebenso wie ein gesteigerter Hirndruck. Auch ein Hirntumor kommt infrage.

Doch eine Wucherung im Gehirn bringt meist auch andere Veränderungen mit sich: Das Kind allerdings hat auf beiden Seiten gleich viel Kraft, es empfindet Berührungen beiderseits gleich, die Koordination funktioniert ungestört, Sprache und Verständnis sind völlig unauffällig. Erst als die Ärzte die zwölf Hirnnerven untersuchen, entdecken sie den entscheidenden krankhaften Befund: Der Sehnerv funktioniert nicht richtig.

Normalerweise leitet er die Eindrücke aus dem Blickfeld auf den sich teilweise überkreuzenden Sehbahnen quer durch das Gehirn bis in den Hinterhauptslappen des Großhirns. Bei dem Mädchen aber stimmen gleich zwei Dinge nicht: Zum einen ist die Austrittsstelle des Sehnervs am Augenhintergrund deutlich angeschwollen – auf beiden Seiten.

Dieser Befund spricht dafür, dass der Druck im Gehirn zu hoch ist. Zum anderen entdecken die Neurologen, dass das Kind zwar im zentralen Blickfeld alles gut erkennt. Bewegungen in äußeren Bereichen aber nimmt es gar nicht wahr.

Ärzte nennen diesen Scheuklappen-Blick bitemporale Hemianopsie. Das spricht dafür, dass die Sehbahn an genau dem Ort gestört ist, wo sich die Nervenfasern der linken und rechten Sehnerven auf ihrem Weg durch das Gehirn überkreuzen. Diese sogenannte Sehnervenkreuzung (Chiasma opticum) liegt genau oberhalb der Hirnanhangsdrüse, in der lebenswichtige Hormone produziert werden. Für die Ärzte liegt nahe: Das Kind hat in der Nähe des Chiasmas einen Tumor, der die Sehstörung verursacht und durch den Hirndruck Kopfschmerzen bereitet.

Gestautes Nervenwasser

Eine Computertomografie und Kernspin-Bilder bestätigen die Verdachtsdiagnose: Oberhalb der Hirnanhangsdrüse scheint ein Tumor mit Hohlräumen gewachsen zu sein, der die sogenannten Hirnventrikel abklemmt, in denen das Nervenwasser zirkuliert. Dadurch sind die Ventrikel stark vergrößert, Ärzte sprechen von einem Hydrozephalus. Er löst die Kopfschmerzen aus. Allerdings scheint der Tumor nicht auf die Hirnanhangsdrüse zu drücken. Das hormonelle Gleichgewicht ist den Blutanalysen zufolge intakt.

Schon am nächsten Tag wird die 13-Jährige operiert. Der Eingriff ist riskant, denn benachbarte Hirnstrukturen könnten verletzt werden. Die Neurochirurgen entfernen den zystischen Tumor vorsichtig über ein Endoskop und entnehmen eine Gewebeprobe. Wenig später steht fest: Es handelt sich um ein sogenanntes Kraniopharyngeom, einen gutartigen Tumor. Die Sehstörungen und Kopfschmerzen verschwinden wieder, und das Kind kann bald wieder nach Hause.

Da die Ärzte aber sichergehen wollen, dass möglicherweise verbliebene Zellen nicht erneut wuchern, muss das Mädchen anschließend bestrahlt werden. Hirntumore treten insgesamt selten auf im Kindesalter, dennoch sind sie nach Leukämien und Lymphomen die zweithäufigste Tumorart bei Kindern. Kraniopharyngeome wiederum machen 15 Prozent aller Hirntumore bei Kindern aus.

Was dem Hausarzt bei der Diagnose offenbar Probleme bereitet hat, sind die versteckten Symptome. Der Scheuklappen-Blick und die geschwollenen Nervenaustrittspunkte am Auge sind deutliche Hinweise, die der Hausarzt übersehen hat. Das Fazit der Neurologen: Durch eine genauere Befragung des Mädchens und eine sorgfältige neurologische Untersuchung hätten früher die Alarmglocken läuten müssen.

Erstarrt, aber wach 45

Drogen, Unfall oder eine Infektion? Ärzte in Mexiko-Stadt rätseln, warum ihr junger Patient kaum reagiert, obwohl er offenbar bei Bewusstsein ist. Eine Reihe von Untersuchungen führt die Mediziner schließlich zu einer ungewöhnlichen Diagnose.

Als der 27 Jahre alte Mexikaner gefunden wird, regt er sich kaum. Er ist wie versteinert und reagiert nur verzögert auf Ansprache. Stupor (lateinisch für Erstarrung) nennen Mediziner diesen Zustand. Zwar ist der Mensch bei Bewusstsein, aber Bewegungen sind kaum möglich. Meistens weisen ein erhöhter Muskeltonus und Augenbewegungen darauf hin, dass der Betroffene wach ist.

Den Medizinern der Notfallambulanz im Instituto Nacional de Neurología y Neurocirugía in Mexiko-Stadt ist sofort klar, dass es sich bei dem 27-Jährigen um einen Notfall handelt. Hatte der Mann einen Unfall? Oder waren vielleicht Drogen im Spiel?

Hinweise auf Verletzungen gibt es nicht.[47] Ebenso scheint es unwahrscheinlich, dass der Patient Alkohol oder Drogen konsumiert. Und auch eine akute Infektion kommt für die

Ärzte als Grund für den Stupor nicht infrage: Der Mann weist eine Körpertemperatur von 37,2 Grad Celsius auf, sein Herzschlag, die Atmung und der Blutdruck sind normal.

Bei der neurologischen Untersuchung fällt neben dem Stupor auf, dass die rechte Pupille geweitet ist und sich auf Lichteinfall nicht verengt. Außerdem hängt das rechte Augenlid, und der Augapfel steht im Vergleich zum linken Auge hervor. Ansonsten reagiert der Patient auf Schmerzreize, indem er seine Arme und Beine wegzieht – gelähmt ist er also nicht. Auch andere Hirnstammreflexe wie etwa der Würgereflex funktionieren. Bei den Blutanalysen, mit denen die Ärzte nach einer Gerinnungsstörung fahnden, die einen Schlaganfall erklären könnte, finden die Mediziner keine Auffälligkeiten.

Erste Hinweise im MRT

Schnell schicken sie ihren Patienten zur Kernspintomografie (MRT). Hier machen die Radiologen nicht nur Schichtaufnahmen vom Gehirn des Mannes, sie untersuchen mit einer sogenannten Angiografie auch genau, wie die Gefäße im Kopf verlaufen und ob die Durchblutung gestört ist.

Die Bilder offenbaren zunächst, warum der Patient regungslos ist: Er hat gleich zwei Schlaganfälle im Thalamus erlitten. Dieser Teil des Zwischenhirns hat weitgehend symmetrische Anteile in der linken und rechten Gehirnhälfte. Auf beiden Seiten zeigen die Bilder je einen weiß erscheinenden Fleck, der dadurch entstanden ist, dass das Gewebe nicht ausreichend mit Blut versorgt wurde. Da in der Nähe auch das Ursprungsgebiet für den Hirnnerv liegt, der die Pupillen- und Lidmotorik steuert, erklärt der Schlaganfall auch den Ausfall des Pupillenreflexes, das hängende Augenlid und das hervorstehende Auge.

Ein beidseitiger Thalamusinfarkt ist extrem selten und deutet darauf hin, dass die Gefäße bei dem Patienten nicht so verlaufen wie bei den meisten Menschen. Normalerweise sorgen zwei Arterien für die Durchblutung der linken und rechten hinteren Bereiche des Gehirns und des jeweiligen Thalamus: die beiden Arteriae cerebri posteriores, PCA. Manche Menschen haben aber eine sogenannte Percheron-Arterie. Diese geht aus einer der beiden PCA hervor und versorgt dann den Thalamus in beiden Gehirnhälften. Das Pech des 27-jährigen: Seine Percheron-Arterie ist verschlossen, wie die Ärzte anhand der Angiografie erkennen.

Der junge Mann hat keine Risikofaktoren für eine Herz-Kreislauf-Erkrankung wie Übergewicht, Diabetes, erhöhte Blutfette oder Bluthochdruck. Auch Hinweise auf eine Gerinnungsstörung können die Ärzte nicht finden. Daher suchen sie die Ursache im Herzen. Mithilfe eines Ultraschalls werden sie schließlich fündig.

In der Scheidewand zwischen den beiden Herzvorhöfen ist ein kleines Loch. Dieses sogenannte persistierende Foramen ovale ist die dritthäufigste angeborene Herzfehlbildung: Während der Entwicklung im Mutterleib ist diese Querverbindung normal, bei der Geburt verschließt sie sich von allein. Bei einigen Menschen bleibt dieses Loch jedoch offen, was die meisten aber nicht weiter beeinträchtigt. Doch bei dem Mexikaner war ein Thrombus durch das Loch gerutscht: Wie die Ultraschalluntersuchung zeigt, hatten sich Blutzellen in seinem rechten Herzohr (eine Ausstülpung am Vorhof) verklumpt. Von dort schossen sie durch das Foramen ovale direkt in das linke Herz und mit dem Blutfluss ins Gehirn.

Als Therapie und zum Schutz vor weiteren Schlaganfällen bekommt der Patient Blutverdünner. Erst in der dritten Woche nach dem Schlaganfall verbessert sich sein Zustand deutlich. Zwar gerät er mitunter noch in einen schläfrigen Zustand, doch durch das Medikament Modafinil, das hauptsächlich zur Therapie der Narkolepsie eingesetzt wird und das der Mann nun zweimal täglich schluckt, bleibt sein Bewusstseinszustand stabil. Damit das Loch in seinem Herzen verschlossen werden kann, schicken ihn die Ärzte in das nationale Kardiologiezentrum. Von weiteren Schlaganfällen bleibt der Mann verschont.

46

Blinddarm? Schwangerschaft? Koliken?

Ein junges Mädchen kommt in die Notaufnahme und krümmt sich vor Schmerzen. Ist der Blinddarm gerissen? Hat sich ein Eierstock verdreht? Unter Zeitdruck suchen die Ärzte nach der Ursache. Die Wahrheit entdecken sie erst, als sie das Mädchen operieren.

Als das Mädchen in die Notfallaufnahme des Inselspitals in Bern kommt, krümmt es sich vor Schmerzen. Der rechte Unterbauch tut weh, seit einigen Stunden erst, aber der Schmerz nimmt so stark zu, dass die 13-Jährige schnelle Hilfe will. Fieber hat sie nicht, auch das Wasserlassen tut ihr nicht weh, was für eine Blasenentzündung hätte sprechen können. Das sexuell noch nicht aktive Mädchen hat seit neun Monaten regelmäßig seine Periode, die letzte Regelblutung hat vor drei Tagen eingesetzt. Allerdings klagt es über Menstruationsbeschwerden.

Bei der Untersuchung bemerken die Ärzte eine typische Abwehrspannung: Der rechte Unterbauch ist fest, auf Berührungen reagiert die Patientin mit sofortiger Anspannung der Muskeln. Dieser Reflex ist zwar unspezifisch, kann aber auf eine Blinddarmentzündung hinweisen. Die gynäkologische Untersuchung zeigt keine Auffälligkeiten, es besteht ein leichter Blutfluss, und das Jungfernhäutchen ist intakt. Auch alle Blut- und Urinwerte sind normal – bei einer Blinddarmentzündung sind normalerweise die Entzündungswerte erhöht.

Die Beschwerden sind außer bei einer Blinddarmentzündung auch typisch für eine sogenannte Ovartorsion. Dabei dreht sich ein Eierleiter um sich selbst und behindert die eigene und die Durchblutung des Eierstocks. Im Ultraschall können die Gynäkologen zwar eine auffällige Struktur im rechten Unterbauch erkennen. Ob es sich dabei aber um einen verdrehten Eierstock, eine Fehlbildung in der Gebärmutter oder eine Blutansammlung handelt, können sie mit dem Ultraschallgerät nicht unterscheiden.

Hohlraum ohne Verbindung nach außen

Die Ärzte befinden sich in einem Dilemma: Sollte es sich tatsächlich um eine Eierstock-Torsion handeln, ist das Mädchen ein Notfall. Ein vaginaler Ultraschall wird jedoch bei sexuell noch nicht aktiven Mädchen nur zurückhaltend durchgeführt.

Die Mediziner entscheiden sich daher zu einem stufenweisen Vorgehen: Sie bringen ihre junge Patientin in den OP und führen unter Narkose eine sogenannte Vaginoskopie durch, bei der sie mit einem schmalen Instrument, das das Hymen nicht beschädigt, den Gebärmutterhals betrachten können.[48] Sie finden keine Auffälligkeiten. Auch die anschließende Bauchspiegelung liefert kein klares Ergebnis, der Eierstock ist auf der rechten Seite so mit der Bauchwand verklebt, dass die Chirurgen keine eindeutige Diagnose stellen können.

Weil in der Klinik zu dem Zeitpunkt der Untersuchung nicht durchgehend ein Kernspintomograf zur Verfügung stand, der die anatomischen Strukturen des Mädchens genauer hätte darstellen können, bleibt den Medizinern nur noch eine Option. Sie müssen die 13-Jährige operieren. Dabei finden die Chirurgen endlich die Ursache für die Beschwerden. Die Patientin hat eine Fehlbildung in ihrer Gebärmutter. Statt einer Höhle gibt es bei ihr zwei Hohlräume – in einem der beiden hat sich so viel Blut gesammelt, dass es dem Mädchen Schmerzen bereitet hat.

Gefahr für eine Schwangerschaft

Während der Operation entfernen die Chirurgen das Blut aus der Gebärmutterhöhle, um die akute Schmerzursache zu beheben. Dann lassen sie eine Kernspinaufnahme vom Unterleib des Mädchens machen. Darauf erkennen sie, dass nur eine der beiden Gebärmutterhöhlen Verbindung zum Gebärmutterhals hat. Dadurch hat sich im Lauf der Menstruationsblutungen in der blind endenden Höhle sehr viel Flüssigkeit gesammelt. Gleichzeitig hatte das Mädchen aber – abgesehen von den Schmerzen – normale Menstruationszyklen, weil die andere Gebärmutterhöhle mit dem Gebärmutterhals und der Vagina verbunden ist.

Eine Woche später konstruieren die Gynäkologen in einer zweiten Operation die Verbindung zwischen der rechten Gebärmutter und der Vagina. Das Mädchen erholt sich gut und berichtet sechs Monate nach dem Eingriff, dass seine Menstruationsbeschwerden nun behoben seien.

Die in der Fachsprache Uterus bicornis genannte Fehlbildung der Gebärmutter ist selten. Frauen, die davon betroffen sind, haben ein höheres Risiko für Früh- und Fehlgeburten: Laut den Leitlinien der Deutschen Gesellschaft für Gynäkologie und Geburtshilfe liegt der Anteil ausgetragener Schwangerschaften bei einem Uterus bicornis nur zwischen 30 und 50 Prozent, »47 Prozent der Schwangerschaften enden als Frühaborte«. Operative und rekonstruktive Eingriffe verbessern diese Raten aber deutlich, wobei eine Schwangerschaft dann häufig mit einem Kaiserschnitt beendet werden muss.

Fiebrig und gelähmt

47

Ein junger Mann aus Pakistan fiebert und wird immer dünner und schwächer. Eine Therapie mit Antibiotika hilft ihm kaum. Erst als er sich nicht mehr kämmen und Knöpfe kaum noch schließen kann, sucht er Rat bei Ärzten. Die finden die ungewöhnliche Ursache im Rückenmark des Patienten.

Der Mann ist schwach. Er ist erst 28 Jahre alt, doch seit Monaten baut er ab. Das dauernde Fieber macht ihn müde und schläfrig, er fühlt sich kraftlos. Seine Temperatur ist meist leicht erhöht, aber er misst nicht regelmäßig. Zwölf Wochen lang hält er das Fieber aus, in der Hoffnung, er werde von allein wieder gesund. Schließlich sucht er sich doch Hilfe bei einem Arzt. »Typhus« lautet die Diagnose des Mediziners. Gegen die Durchfallkrankheit, die durch bestimmte Salmonellen ausgelöst wird, schluckt der Patient seither Antibiotika. Das Fieber verschwindet, ansonsten geht es ihm aber kaum besser.

Sorgen bereitet dem jungen Pakistani, dass er seine Arme und Beine nicht mehr so bewegen kann wie früher. Das liegt nicht nur daran, dass er dünn und müde geworden ist. Wenn er versucht, die Knöpfe seiner Hose zu schließen oder sich die Haare zu kämmen, schafft er das kaum noch. Auch seine Beine werden immer schwächer. Er geht seltener zu Fuß, sich an- und auszuziehen fällt ihm schwer, seine Hände und Arme fühlen sich taub an. Unter Inkontinenz leidet der 28-Jährige nicht.

Als die Ärzte im pakistanischen Karachi ihren Patienten untersuchen, fällt ihnen ein deutlich messbarer Kraftverlust in den Unterarmen und Händen, den Unterschenkeln und Füßen auf, die schlaff und kraftlos wirken. Die Muskeln am Daumen und in der Handinnenfläche rechts sind bereits verkleinert.

Die Reflexe an Armen und Beinen geben Aufschluss: Streichen die Ärzte fest an der unteren Außenseite des Fußes entlang, hebt sich unwillkürlich die Großzehe. Diesen Reflex, der bei dem Mann auf beiden Seiten auftritt, bezeichnen Neurologen als positives Babinski-Zeichen. Es deutet darauf hin, dass Nervenbahnen im zentralen Nervensystem – also im Gehirn und Rückenmark – gestört sind.

Entzündung im Rückenmark – aber woher?

Aufgrund der beidseitigen Muskelschwäche und Taubheit entscheiden sich die Mediziner zu einer Kernspintomografie der Halswirbelsäule. Im Rückenmark verlaufen auf dieser Höhe sowohl die motorischen als auch die sensiblen Nervenbahnen für Arme und Beine. Tatsächlich werden die Ärzte fündig: In den Kernspin-Aufnahmen entdecken sie weiße Flecken im Rückenmark, das auf den angefertigten Bildern eigentlich dunkelgrau aussehen müsste. Sie beschreiben die Veränderungen als »knotige, unscharfe Signalverstärkung im Rückenmark und Rückenmarkskanal«. Zudem erscheint das Rückenmark durch eine Flüssigkeitsansammlung leicht angeschwollen.[49]

Diese Veränderungen erklären, warum der Mann offenbar unter einer Störung des zentralen Nervensystems leidet. Was die Bildung des Herdes ausgelöst hat, wissen die Neurologen noch nicht.

Die Ärzte denken aufgrund der Bilder an einen entzündlichen Prozess: Es könnte sich um multiple Sklerose oder einen Tuberkulose-Herd, aber auch um einen Tumor handeln. Sie entnehmen dem Patienten Nervenwasser aus dem Rückenmarkskanal. Darin finden sie eine leicht erhöhte Zahl von Entzündungszellen, viel zu viel Eiweiß und zu wenig Glukose. Diese Konstellation ist typisch für eine Tuberkulose, weshalb die Ärzte im Labor nach dem Erreger suchen lassen. Der Nachweis gelingt: Im Liquor befindet sich das Mycobakterium tuberculosis – damit steht die Diagnose einer sogenannten Neurotuberkulose fest.

»Eine Neurotuberkulose ist fast immer Ausdruck einer systemischen Tuberkulose-Infektion«, schreibt die Deutsche Gesellschaft für Liquordiagnostik und Klinische Neurochemie. Die Infektion gehe praktisch immer von einem Streuherd etwa in der Lunge aus. Insgesamt ist eine Neurotuberkulose eher selten, etwa vier von fünf Tuberkulose-Patienten haben einen Infektionsherd in der Lunge. Die Betroffenen leiden dann typischerweise unter Husten, Fieber, Müdigkeit und später Atemnot.

Der pakistanische Patient bekommt eine antibiotische Kombinationstherapie. Die hilft ihm erstaunlich schnell: Seine Symptome und der Herd im Rückenmark bilden sich komplett zurück, ohne dass er operiert werden muss. Dabei sei ein chirurgischer Eingriff mit nachfolgender Antibiotika-Therapie die häufigste Behandlung in solchen Fällen, schreiben die Autoren und stellen zur Diskussion, ob eine konservative Therapie möglicherweise zunächst ausprobiert werden sollte, bevor ein Kranker operiert werde.

48

Knöcherner Brustschmerz

Brustschmerzen sind für jeden Arzt ein Alarmzeichen, dem Herzen könnte Gefahr drohen. Eine 42-jährige Patientin gibt britischen Medizinern aber ein Rätsel auf, denn für ihre Beschwerden entdecken sie zunächst keine Ursache. Bis sie tief im Inneren des Körpers fündig werden.

Schmerzen durchfahren die Brust der Patientin, es zieht bis in den Rücken hinein. Die Frau, die vor Ahmed Fahim und seinen Kollegen im britischen Castle Hill Hospital in Cottingham sitzt, ist erst 42 Jahre alt. Bei akuten Brustschmerzen denken Ärzte zuerst an einen Herzinfarkt, dafür ist die Frau ein wenig jung, ein schnell angefertigtes EKG entkräftet den Verdacht. Doch die Patientin leidet auch noch unter einer chronischen Krankheit: Sie wird wegen einer Unterfunktion ihrer Nebennierenrinde, dem sogenannten Morbus Addison, bereits behandelt. Kann der die Brustschmerzen auslösen?

Beim Morbus Addison produziert die Nebennierenrinde zu wenig von den Hormonen Cortisol und Aldosteron, eine Folge der Krankheit ist die auffällig »gesunde«, bronzefarbene Hautfarbe der Patienten. Typische Symptome der Unterfunktion sind eher Abgeschlagenheit, Schwindel und ein niedriger Blutdruck. Tatsächlich ergibt die Blutdruckmessung bei der Frau einen Wert von nur 87 mmHg zu 54 mmHg – viele Menschen könnten sich damit kaum mehr auf den Beinen halten. Den Ärzten fällt auch auf, dass sie mit zwanzig Atemzügen pro Minute etwas schneller atmet als normal. Sie schicken ihre Patientin zur Röntgenaufnahme der Lunge, die aber nichts Auffälliges erkennen lässt, wie die Mediziner berichten.[50]

Die Ärzte untersuchen das Blut der kleinsten Blutgefäße in der Haut, der Kapillaren, aus dem sie ablesen können, ob die Patientin ein Problem mit der Atmung hat. Ihr Verdacht: Vielleicht leidet die Frau an einer Lungenembolie, bei der ein Blutgerinnsel, häufig aus den tiefen Beinvenen, mit dem Blutstrom in die Lunge geschwemmt wird, dort die Blutgefäße verstopft und so den Sauerstoffaustausch zwischen Blut und Atemluft behindert. Diese lebensgefährliche Gefäßerkrankung ist auch bei jüngeren Frauen relativ häufig, insbesondere wenn sie rauchen oder auch noch zusätzlich mit der Pille verhüten. Doch die Blutgasanalyse gibt keinen Hinweis auf eine Lungenembolie. Den Ärzten fällt nur auf, dass im Blut der Patientin zu wenig Natrium und zu viel Kalium enthalten sind, was zu ihrem Morbus Addison passt. Immer noch keine Erklärung für die Brustschmerzen.

Das plötzliche Verschwinden einer Vene

Schließlich untersuchen Fahim und seine Kollegen ihre Patientin im Computertomografen. Während der Untersuchung spritzen die Radiologen der Frau ein Kontrastmittel, um sehen zu können, ob nicht doch irgendwo ein Blutgerinnsel die Gefäße verstopft – wieder nichts. Allerdings sehen die Mediziner eine andere mögliche Erklärung für die Schmerzen: Unter dem rechten Schlüsselbein fließt in einer großen Vene, der Vena subclavia, das Blut aus dem Arm normalerweise in Richtung Herz. Durch das Kontrastmittel leuchtet die Vene in der Computertomografie weiß auf – doch etwa auf halbem Weg zwischen Schlüsselbein und erster Rippe scheint das Blutgefäß plötzlich zu verschwinden, das Kontrastmittel ist nur mehr als dünnes Rinnsal in kleineren Venen zu entdecken. Die Ärzte kennen das Problem, die Patientin leidet unter einem Schulterkompressions-Syndrom.

Noch einmal befragen die Mediziner die junge Frau. Die Hand fühlt sich nicht taub an, kein Ameisenkribbeln stört ihren rechten Arm, die Schmerzen strahlen auch nicht dorthin aus. All das wären typische Symptome für das auf Englisch »Thoracic Outlet Syndrome« genannte Phänomen, bei dem Muskeln oder Knochen die Blutgefäße und Nerven auf dem Weg in den Arm behindern. Die meisten Patienten klagen über Schmerzen oder Taubheit in Arm und Schulter, die beim Druck auf die Nervenbündel in der Schlüsselbeinregion entstehen. Ausgelöst wird das Syndrom meist durch Hals- und Schulterverletzungen bei Verkehrsunfällen, selten auch durch Tumoren. Ebenso betroffen sind Arbeiter, die in ihrer Tätigkeit dem Körper ungünstige Positionen zumuten müssen. Manche Menschen haben eine zusätzliche Rippe oberhalb der eigentlich ersten Rippe, auch diese Halsrippe kann das Schulterkompressions-Syndrom verursachen. Selbst übermäßig ausgeprägte Muskeln führen manchmal zu den Schmerzen.

Ihrer Patientin helfen die britischen Ärzte zunächst einmal, indem sie ihren Morbus Addison mit Hormonen behandeln. Die Schmerzen der Frau verschwinden, auch ein Jahr nach dem Ereignis hat die Patientin keine typischen Beschwerden für ein Schulterkompressions-Syndrom. Ob tatsächlich der wegen der Nebennierenunterfunktion aus dem Gleichgewicht geratene Hormonhaushalt oder die Nervenbündel in der Schulter die Schmerzen hervorriefen, ist unklar. Beim »Thoracic Outlet Syndrome« hilft den meisten Patienten bereits eine Physiotherapie, nur in seltenen Fällen müssen die Betroffenen operiert werden. Den Morbus Addison der Patientin können die Ärzte dagegen nicht heilen, sie muss ein Leben lang Cortison einnehmen. Aufpassen muss sie bei Stress für den Körper, etwa während einer Infektion oder in der Schwangerschaft – dann braucht der Körper zusätzliches Cortison.

49

Der Adler sitzt ihm im Nacken

Bei Nackenschmerzen denken die meisten Menschen, ihre Muskeln seien verspannt. Doch was, wenn die Schmerzen monatelang anhalten? Ein ägyptischer Patient gibt seinen Ärzten ein knochenhartes Rätsel auf.

Schmerzen treiben den Mann ins Krankenhaus. Der Hals tut ihm weh, es zieht im Nacken bis hinauf in den Kopf. Nicht akut, nein, seit sechs Monaten schon plagen ihn Schmerzen, sagt der 34-Jährige seinen Ärzten in der Universitätsklinik im ägyptischen Alexandria.

Auf die Frage, wie die Schmerzen sich anfühlten, gibt der Patient an, sie seien hinterlistig. Ein dumpfer Druckschmerz, der kommt und geht. Besonders schlimm ist es, wenn der Mann nach oben schaut oder sein Gesicht nach links dreht. Außerdem spürt er ständig einen Kloß im Hals, etwa wenn er schluckt, manchmal kann er gar nicht schlucken.

Die Ärzte um Mohammed Bahgat fragen den Mann aus. Hatte er einmal einen Unfall? Nein. Gibt es andere Krankheiten, die seine Schmerzen erklären könnten? Keine. Oder arbeitet er vielleicht so, dass er ständig seinen Hals verdrehen muss und verspannte Muskeln die Schmerzen auslösen könnten? Auch nicht.

Bei der Untersuchung fällt Bahgat etwas auf: Der Arzt spürt einen harten Knoten hinter dem linken Unterkiefer, an der Vorderkante des großen Kopfwenders.[51] Dieser Muskel verläuft von Brust- und Schlüsselbein zur Schädelbasis und dreht das Gesicht zur gegenüberliegenden Seite. Etwa zwei mal zwei Zentimeter groß ist der Knoten, den Bahgat spüren kann, er fühlt sich an wie Knochen. Der Arzt tastet den Mund seines Patienten auch von innen ab und spürt den Knoten erneut hinter der Rachenmandel. Der Druck der Untersuchung bereitet dem Patienten zusätzliche Schmerzen. Die Ärzte spritzen dem Mann ein lokal wirkendes Betäubungsmittel in die Nähe des Knotens, um die Schmerzen zu nehmen. Sie haben jetzt einen Verdacht, was die Ursache seiner Probleme sein könnte.

Der Griffel ist die Lösung des Problems

Der nächste Schritt zur richtigen Diagnose ist eine Computertomografie (CT) des Kopfes und des Halses. Besonders interessiert die Mediziner dabei, wie der Schädel des Mannes von der Seite betrachtet aussieht. Und tatsächlich liegen sie mit ihrer Vermutung richtig: Auf den Bildern sehen Bahgat und seine Kollegen einen Knochen, wo eigentlich keiner hingehört. Der Griffelfortsatz (Processus styloideus), der aus dem Schläfenbein (Os temporale) des Schädels entspringt und nach weniger als drei Zentimetern eigentlich in ein Band übergehen sollte, ist bei dem ägyptischen Patienten über fünf Zentimeter lang. Diese Verknöcherung ist für die monatelangen Qualen des Mannes verantwortlich. Am wahrscheinlichsten ist, dass der Knochen irgendwann gebrochen ist und so die Beschwerden ausgelöst hat. Es gibt Berichte, nach denen schon Husten oder Lachen die Ursache vergleichbarer Beschwerden waren.

Benannt sind die Schmerzen durch den überlangen Griffelfortsatz nach dem amerikanischen Hals-Nasen-Ohren-Arzt Watt Weems Eagle – der das Eagle-Syndrom 1937 beschrieb. Helfen kann in den meisten Fällen nur eine Operation, die erste hat wohl bereits 1872 der österreichische Chirurg Josef Weinlechner absolviert. Und so greifen auch die ägyptischen Ärzte zum Skalpell. Von der Mundinnenseite bahnen sie sich einen Weg zum Griffelfortsatz und stutzen ihn auf Normalmaß zurecht. Bereits drei Tage später kann der Mann die Klinik verlassen, bei einer Nachuntersuchung sechs Monate später geht es ihm gut, Schmerzen hatte er nach der Operation nicht mehr.

Bis zu vier Prozent der Menschen tragen entweder einen überlangen Griffelfortsatz in ihrem Hals, oder das zum Zungenbein verlaufende Band, das aus dem Stylohyoid erwächst, ist verknöchert. Der Knochen kann auf die umliegenden Gefäße und Nerven drücken und so zu Durchblutungsstörungen oder Schmerzen führen. Das passiert allerdings nur bei einem sehr kleinen Teil der Patienten, weshalb Ärzte bei Nacken- oder Halsschmerzen zunächst an andere, viel wahrscheinlichere Diagnosen denken dürften. Ähnliche Schmerzen wie die des ägyptischen Patienten können eine Vielzahl von Krankheiten verursachen, darunter chronische Mandelentzündungen, Nervenentzündungen oder Tumoren.

50 Gefährlicher Blutschwund

Ein junger Mann infiziert sich in Togo mit Malaria. Die Ärzte behandeln ihn vor Ort, seine Beschwerden bessern sich. Doch nach wenigen Tagen steigt das Fieber erneut, die Blutwerte verschlechtern sich. Eilig wird er nach London ausgeflogen.

Seit mehr als vier Monaten ist der 32-jährige Brite in Togo, als er in dem westafrikanischen Staat eine Klinik aufsucht. Er hat Fieber, fühlt sich schlapp und krank. Schnell finden die Ärzte heraus, dass er den Erreger Plasmodium falciparum im Blut hat, jenen einzelligen Parasiten, der die Malaria tropica auslöst. Eine Malaria-Prophylaxe hatte der Patient nicht eingenommen, und in Togo ist die Anopheles-Mücke verbreitet, die den Erreger überträgt.

Gegen die Infektion verabreichen die Ärzte zunächst Artemether. Der halbsynthetische Wirkstoff ist mit Artemisinin verwandt, das Plasmodien zuverlässig bekämpft und aus Einjährigem Beifuß gewonnen wird. Anschließend wechseln die Mediziner auf ein anderes Artemisinin-Kombinationspräparat, ihr Patient fühlt sich bereits besser.

Doch wenig später ist das Fieber wieder da, außerdem

sind jetzt seine Gelenke geschwollen, der 32-Jährige leidet unter Atemnot. In einem Blutausstrich können die Mediziner unter dem Mikroskop keine Plasmodien mehr erkennen, doch der rote Blutfarbstoff Hämoglobin, der den Sauerstoff im Blut transportiert, ist deutlich abgefallen. In den folgenden Tagen geht es dem Patienten immer schlechter, er wird in ein Krankenhaus in der togoischen Hauptstadt Lomé verlegt. Auch dort können die Ärzte keine Malaria-Erreger als Ursache für den Fieberrückfall finden.

Fieber, Herzrasen, brauner Urin

Als der Hämoglobingehalt im Blut des Mannes auf gefährliche Werte sinkt, verschreiben die Ärzte in Lomé Antibiotika und lassen ihren Patienten nach London ausfliegen. Dort hat er nach wie vor Fieber mit 38,5 Grad Celsius, sein Herz rast, seine blassen Schleimhäute verraten die Blutarmut, unter der er leidet. Das Augenweiß wirkt gelblich, bei der Untersuchung stellen die britischen Ärzte fest, dass Leber und Milz größer sind, als es normal wäre. Sein Urin ist dunkelbraun, berichten Joseph Jarvis und seine Kollegen vom Londoner Hospital for Tropical Diseases.[52] Zusammengenommen weisen alle Symptome darauf hin, dass sich die roten Blutzellen massenhaft auflösen. Im Fachjargon spricht man von einer Hämolyse.

Tatsächlich messen die Ärzte in London einen noch niedrigeren Hämoglobinwert als ihre Kollegen zuletzt in Lomé, so niedrig, dass sie dem Mann Blutkonserven geben müssen.

Zwar können die britischen Mediziner im einfachen Blutausstrich unter dem Mikroskop keine Malaria-Erreger mehr erkennen. Allerdings können sie Plasmodien-DNA im Blut des Patienten nachweisen. Sie testen eine Reihe möglicher Auslöser der Hämolyse und schließen unter anderem aus, dass der Patient an Blutkrebs erkrankt ist oder eine Autoimmunerkrankung die Blutzellen zerstört.

Schließlich kommt als Ursache für die Hämolyse nur noch eine Nebenwirkung der Malaria-Medikamente infrage, die der Patient bereits in Togo bekommen hatte.

Wirksame Therapie mit Fallstrick

In Gebieten, in denen die Malaria tropica endemisch ist, gelten Artemisinin-Kombinationspräparate mittlerweile als Mittel der ersten Wahl bei Infektionen mit Plasmodium falciparum. Auch in Europa werden die Wirkstoffe mehr und mehr eingesetzt. Gerade in schweren Fällen seien die Mittel wertvoll, weil sie die Parasiten besonders schnell und effektiv beseitigen, so die Ärzte.

Studien zu den Medikamenten hätten auch belegt, dass die Artemisinine grundsätzlich verträglich seien. Doch mittlerweile mehrten sich die Hinweise, dass die Hämolyse nach der Behandlung durchaus ein Problem bei europäischen Patienten sei, wenn ihnen die Wirkstoffe direkt in die Vene verabreicht werden.

Auch in einer belgisch-niederländischen Studie haben sieben von 68 Patienten (zehn Prozent), die mit einem weiteren artemisininverwandten Wirkstoff behandelt worden waren, anschließend eine schwere Hämolyse erlitten. In einer weiteren kleinen Studie war gar ein Viertel der Patienten betroffen. In allen Fällen gebe es keine andere Erklärung dafür, dass sich die roten Blutzellen massenhaft auflösten, so die britischen Ärzte – und fordern deshalb bei der Behandlung von Malaria-Patienten, die schwere Nebenwirkung der Medikamente zu berücksichtigen.

Der 32-Jährige erholte sich schließlich in der Londoner Klinik von den Symptomen: Im Verlauf von sechs Tagen bekam er vier Bluttransfusionen. Nach einer Woche hatte er das Fieber überstanden, die Hämolyse stoppte. Die Ärzte konnten ihn gesund nach Hause entlassen.

Das diagnostische Erbe von Steve Jobs

51

Ein Mann nimmt dramatisch ab, wässriger Durchfall quält ihn. Die Ärzte stoßen auf eine mögliche Ursache, können ihren Verdacht jedoch nicht erhärten. Schließlich bringt der ungewöhnliche Tumor von Apple-Gründer Steve Jobs sie auf die richtige Spur.

Seit zwei Jahren verliert ein 37-Jähriger Gewicht und leidet unter wässrigen Durchfällen, bevor er schließlich zu Stanley Lam und seinen Kollegen ins Tan Tock Seng Hospital in Singapur kommt. Ebenso lange ist bereits bekannt, dass der Patient einen niedrigen Kaliumspiegel im Blut hat – ein potenziell gefährlicher Zustand, der zum Beispiel zu Herzrhythmusstörungen führen kann.

Der Versuch, den Durchfall durch Fasten zu beenden, schlägt fehl. Im Blutserum fällt den Ärzten auf, dass der Kaliumspiegel niedrig bleibt, obwohl sie ihm immer wieder kaliumhaltige Infusionen geben. Routine-Bluttests sind unauffällig, auf der Suche nach einem Auslöser der Beschwerden untersuchen die Ärzte den Darm: Sie schieben Endoskope durch alle erreichbaren Abschnitte des Verdauungstraktes, doch auch das bringt sie nicht weiter.

Einen ersten Hinweis finden die Mediziner schließlich in einer Computertomografie (CT) des Bauches. Auf den Aufnahmen erkennen sie einen großen Tumor in der Bauchspeicheldrüse des Patienten, in der Leber sitzt eine Metastase, eine Tochtergeschwulst. Eine Kernspinuntersuchung im Magnetresonanztomografen (MRT) bestätigt das Ergebnis.

Schwindsucht oder Tumor?

Gespannt warten die Ärzte auf das Ergebnis einer weiteren Laboruntersuchung. Denn von ihrem Patienten wissen sie, dass der Mann früher an Tuberkulose gelitten hat. Die bakterielle Infektion heißt in Deutschland nicht umsonst Schwindsucht, ein erneuter Ausbruch könnte die Symptome erklären.

Um die Ursache für die niedrigen Kaliumblutwerte zu finden, fragen Lam und seine Kollegen Hormonhaushalts-Spezialisten um Rat. Die Experten überlegen, ob der Mann möglicherweise an einer extrem seltenen Krebsform erkrankt ist. Beim Verner-Morrison-Syndrom produziert der Tumor ein Hormon, das vasoaktive interstinale Peptid (viP). Dieser Botenstoff übernimmt verschiedene Aufgaben im Körper und sorgt unter anderem dafür, dass Blutgefäße sich weiten. Im Übermaß löst Vip allerdings sowohl wässrigen Durchfall als auch einen zu niedrigen Kaliumspiegel aus. Zwei Laboruntersuchungen sollen nachweisen, dass es sich bei dem Tumor tatsächlich um ein sogenanntes Vipom handelt. Doch keiner der beiden Tests bestätigt den Verdacht.

Erst kurz zuvor war Apple-Gründer Steve Jobs nach jahrelanger Behandlung wegen eines Bauchspeicheldrüsentumors gestorben. Wegen dieses prominenten Patienten, der auch an einer hormonproduzierenden Geschwulst gelitten hatte, unternehmen die Ärzte in Singapur einen weiteren Versuch, um herauszufinden, ob ihr Patient nicht doch an einem Pankreas-Vipom leidet, berichten sie.[53]

Biopsie bringt Klarheit

Die Ärzte schieben erneut ein Endoskop durch den Darm ihres Patienten bis in die Bauchspeicheldrüse vor. Dort entnehmen sie aus dem Pankreasschwanz eine Probe aus der Geschwulst. Die Biopsie untersuchen sie auf typische Eiweiße und werden fündig: Tatsächlich produziert der Tumor Proteine, die für ein Vipom typisch sind.

Jetzt behandeln die Mediziner ihren Patienten probeweise mit Octreotid. Das synthetische Hormon hat die gleiche Wirkung wie das körpereigene Somatostatin und unterdrückt die Vip-Freisetzung. Nach drei Tagen hat der Mann keinen Durchfall mehr und seine Kaliumwerte im Blut sind wieder normal.

Zunächst ist der Vip-Blutspiegel noch deutlich zu hoch. Als nächstes operieren Chirurgen den Patienten und entnehmen einen Großteil der Bauchspeicheldrüse, Milz und auch einen Teil der Leber. Zwei Monate nach diesem Eingriff ist auch der Vip-Spiegel im Blut normal. Bei einer erneuten CT-Untersuchung sehen die Ärzte allerdings eine Metastase, die entfernt wird. Im Januar 2013 sehen die Mediziner ihren Patienten zuletzt, zu diesem Zeitpunkt geht es ihm gut.

Allerdings ist der Patient nicht geheilt. Vipome sind extrem selten, jährlich erkrankt einer von zehn Millionen Menschen. Zum Zeitpunkt der Diagnose hat der langsam wachsende Tumor in deutlich mehr als der Hälfte der Fälle bereits Metastasen gestreut. Da er so langsam wächst, überleben viele Patienten die Diagnose um fünf bis zehn Jahre, was bei Bauchspeicheldrüsenkrebs sehr lange ist.

Ärzte versuchen, die Vipome mit verschiedenen Medikamenten zu bremsen, haben damit aber nur unbefriedigenden Erfolg. Eine Heilung ist nur durch eine möglichst frühzeitige Operation möglich, wenn der Tumor entfernt wird, bevor er im Körper gestreut hat. Ein lang anhaltender wässriger Durchfall, bei dem Patienten viel Flüssigkeit verlieren, sollte immer ein Grund sein, so gründlich wie möglich nach einer Ursache zu suchen.

Periodischer Husten 52

Eine junge Chinesin hustet Blut. Ärzte stellen schnell die Diagnose Tuberkulose. Doch die Atemnot tritt trotz Antibiotika wieder auf. Erst als die Mediziner genau hinhören, wann und wie lange die Frau hustet, kommen sie der Ursache auf die Spur.

Eigentlich ist die 29-jährige Mutter zweier Kinder gesund. Die Chinesin fühlt sich fit, ihr Gewicht ist stabil, meistens hat sie keine Beschwerden. Doch in regelmäßigen Abständen überfallen sie Schmerzen in der Lunge, sie hustet dann wie eine schwer kranke Frau. Bei jedem Atemzug rasselt es, oft hustet sie sogar Blut. Nach ein paar Tagen ist dann alles wieder vorbei.

Die Frau sucht Rat in einer Klinik. Dort stellen die Ärzte schnell die Diagnose Tuberkulose. Vieles passt zusammen: der Husten, das Blut, die Schmerzen. In China haben sich von 1,2 Milliarden Einwohnern der Weltgesundheitsorganisation WHO zufolge mehr als 400 Millionen irgendwann im Leben einmal mit Tuberkulose infiziert, jährlich bricht die Krankheit bei 1,4 Millionen Chinesen aus, mehr als eine Viertelmillion stirbt daran. Doch vieles passt auch nicht:

Die Patientin hat kein Fieber, verliert nicht an Gewicht und auch ihr Allgemeinzustand ist gut.

Trotzdem verschreiben die Mediziner der jungen Frau Antibiotika, die eine Infektion mit Tuberkulosebakterien bekämpfen sollen. Einige Wochen lang geht es ihr besser. Doch nach vier Monaten hustet sie wieder Blut. Da sie nicht an eine Tuberkulose glaubt, setzt sie die Medikamente wieder ab.

Jeden Monat Husten

Sie lässt sich jetzt von Lungenexperten in Schanghai untersuchen. Denen fällt auf, dass sie nur über der linken Lunge feuchte Rasselgeräusche hören. Das passt zu den Beschwerden, die die Frau stets links bemerkt. Auch eine Röntgenaufnahme bestätigt, dass lediglich links Knoten sichtbar sind, die dort nicht hingehören.

Den wichtigsten Schritt zur richtigen Diagnose gehen die Ärzte allerdings im Gespräch mit der Patientin.[54] Die Frau erzählt zunächst von ihren unkomplizierten Schwangerschaften und drei Abtreibungen. Detailliert fragen die Ärzte nach, wann ihre Beschwerden genau auftreten. Einmal pro Monat, lautet die Antwort der Frau, und sie dauerten mehrere Tage lang. Je mehr Fragen die Mediziner stellen, desto klarer wird: Die Frau hustet immer dann Blut, wenn sie ihre Menstruation hat. Ist die Periode vorbei, klingen auch ihre Beschwerden wieder ab – bis zum nächsten Monat.

Weil die Ärzte einen Verdacht haben, legen sie die Patientin erst in die Computertomografie-Röhre, als sie ihre Tage hat. Auf den Bildern erkennen sie eine Entzündungsreaktion im linken oberen Lungenflügel und einen Knoten. Daraufhin machen sie eine Bronchoskopie. Dabei führen sie durch den Mund der Patientin einen Schlauch in ihre Bronchien, der vorne mit einer Kamera ausgestattet ist. So können sie das Lungen- und Bronchialgewebe direkt auf einem Bildschirm anschauen. Bei der Untersuchung sehen sie deutlich eine Blutung. Um die Diagnose Tuberkulose so gut wie möglich auszuschließen, suchen sie in der Bronchialflüssigkeit nach Bakterien, ohne Erfolg.

Die Ärzte sind sich so gut wie sicher: Ihre Patientin hat eine sogenannte Endometriose. Bei der gutartigen Erkrankung entwickelt sich Gebärmutterschleimhaut außerhalb der Gebärmutter. Wie genau das passiert, wissen Forscher bis heute nicht. Klar ist allerdings, dass sich das versprengte Gewebe genauso wie in der Gebärmutter innerhalb eines Zyklus aufbaut. Wenn sich die Eizelle nach dem Eisprung nicht einnistet, verändert sich die Konstellation der Hormone und das aufgebaute Gewebe wird wieder abgestoßen. Es kommt zur Blutung – auch in der Lunge, wenn dort ein Endometrioseherd sitzt.

Zwei Jahre ohne Beschwerden

Eine Lungenendometriose ist sehr selten. Viel häufiger befindet sich die Gebärmutterschleimhaut im Bauchraum, an den Eierstöcken, der Harnblase oder dem Bauchfell. Doch das Gewebe kann sich sogar im Gehirn ansiedeln. Da die Symptome und Beschwerden so unterschiedlich sind, vergehen oft Jahre, bis die Diagnose gestellt wird.

Bei der gynäkologischen Untersuchung finden die Ärzte keine weiteren Auffälligkeiten. Sie würden die junge Frau gerne mit Hormonen behandeln, doch sie lehnt ab, weil sie sich vor Nebenwirkungen fürchtet. Ein Jahr lang erträgt sie ihre Beschwerden weiter, bis sie schließlich einer Biopsie zustimmt. Denn nur nach der Analyse einer Gewebeprobe können die Ärzte sicher sein, dass es sich bei dem Knoten in der Lunge auch tatsächlich um Gebärmuttergewebe handelt und nicht um etwas anderes.

Die Biopsie bestätigt die Verdachtsdiagnose Endometriose. Um die Frau von dem schmerzhaften Herd zu befreien, müssen die Ärzte sie operieren. Dabei entfernen sie einen zwei mal zwei Zentimeter großen Knoten aus dem linken Lungenflügel und einen Teil des Lungengewebes. Andere Stellen mit auffälliger Schleimhaut finden sie nicht. Nachdem die Frau im Krankenhaus fünf Tage lang Antibiotika geschluckt hat, darf sie wenig später wieder nach Hause. Blut hustet sie seither nicht mehr, auch zwei Jahre nach dem Eingriff ist sie beschwerdefrei.

Allerdings beendet eine Operation längst nicht bei allen Frauen die Beschwerden. Häufig entwickeln sich die schmerzhaften Herde neu. Die Betroffenen brauchen daher eine kontinuierliche ärztliche Betreuung und mitunter auch eine Psychotherapie, weil die Schmerzen sie stark beeinträchtigen. Eine gute Nachricht aber gibt es: Mit Beginn der Wechseljahre kommt eine Endometriose meist zur Ruhe.

Krampf ums Herz 53

Ein Migränemedikament löst bei einer Patientin Brustschmerzen aus. Die bedrohlichen Beschwerden scheinen zunächst halb so schlimm, monatelang behandelt die Patientin sie mit einem Spray. Bis eines Tages ihr Herz stehen bleibt.

Die Frau leidet unter Migräne, sie nimmt ein Medikament gegen die heftigen Kopfschmerzen, kurz darauf muss sie ins Krankenhaus. Eine seltene, aber gefürchtete Nebenwirkung des Wirkstoffs, des sogenannten Triptans, macht ihr zu schaffen: Sie spürt die Brustschmerzen einer Angina Pectoris.

Im Elektrokardiogramm, dem EKG, sehen die Ärzte Anzeichen eines Herzinfarkts, ein Labortest allerdings bleibt unauffällig. Die Kardiologen machen eine Koronarangiografie, sie schieben einen Katheter ins Herz der Frau und spritzen ein Kontrastmittel in die Gefäße, die den Herzmuskel mit Blut versorgen. Die Herzkranzgefäße scheinen gesund zu sein, allerdings wirken sie teilweise verkrampft.

Ärzte bezeichnen den beobachteten Zustand als Koronarspasmus, die Frau hat eine Prinzmetal-Angina. Bei dem

Phänomen können die Gefäßkrämpfe schlimmstenfalls zu einem Herzinfarkt führen, seinen Namen verdankt es dem amerikanischen Kardiologen Myron Prinzmetal. Er hatte es als Erster beschrieben.

Um künftige Anginaanfälle zu verhindern, soll die Patientin ein vorbeugendes Medikament einnehmen, das Rauchen aufgeben und auch keine Triptane mehr gegen ihre Migräne schlucken. Für künftige Anfälle bekommt sie ein Spray, das einen gefäßerweiternden Wirkstoff enthält. Tatsächlich kann sie einige Brustschmerzattacken erfolgreich mit dem Glyceroltrinitrat-Spray bekämpfen.

Doch ein Jahr später hilft es nicht mehr. Die 46-Jährige bricht zusammen, ihr Herz bleibt stehen, sie muss vom Rettungsdienst wiederbelebt werden. Die Reanimation glückt.

Schneller Herzrhythmus

Auf dem EKG-Streifen, der bereits vor dem Herzstillstand die elektrische Aktivität im Herzmuskel aufgezeichnet hat, fällt den Ärzten im britischen Oxford Heart Centre nur auf, dass der ansonsten normale Herzrhythmus schneller war als üblich.[55]

Nach ihrem Herzstillstand behandeln die Herzspezialisten die Patientin auf der Intensivstation, wo sie in Narkose beatmet wird. Während der ersten 48 Stunden bleibt ihr Herz noch insgesamt fünf Mal stehen, während im EKG scheinbar normale Rhythmen zu sehen sind. Im Fachjargon heißt das Phänomen pulslose elektrische Aktivität – trotz der Signale zieht sich der Herzmuskel nicht zusammen.

Wie beim ersten Angina-Anfall ein Jahr zuvor sehen die Mediziner während dieser Kreislaufstillstände im EKG Hinweise auf einen Herzinfarkt, der Blutdruck verschlechtert sich zunächst, schließlich stellt das Herz das Pumpen ein. Jedes Mal gelingt es den Intensivmedizinern, durch 15- bis 25-minütige Reanimation die Patientin zurück ins Leben zu holen.

Zwischen diesen dramatischen und lebensbedrohlichen Kreislaufstillständen kontrollieren die Ärzte das Herz der Patientin mehrfach und mit verschiedenen Mitteln. Im Ultraschallbild sehen sie normal große Herzkammern, die ohne Auffälligkeiten Blut pumpen. Das EKG ist unauffällig. Auch wiederholte Katheteruntersuchungen zeigen normale Herzkranzgefäße, wenn auch deren Durchmesser im Vergleich zum Vorjahr etwas abgenommen hat.

Pumpe in der Hauptschlagader

Die Patientin bekommt einen vorübergehenden Herzschrittmacher und eine in der Hauptschlagader arbeitende Pumpe, die das Herz entlasten soll: Ein Ballon wird in der Hauptschlagader aufgepumpt, wenn die Herzkammern sich mit Blut füllen; so steigt die Blutversorgung des Herzens selbst. Sobald der Herzmuskel sich zusammenzieht und Blut aus den Herzkammern in den Körper pumpt, wird der Ballon geleert und senkt dadurch den Widerstand, gegen den das Herz arbeiten muss. Den Ärzten gelingt es, einen weiteren sich im EKG ankündigenden Herzstillstand mit Medikamenten zu verhindern.

Die britischen Ärzte berichten, zwar sei das erhöhte Risiko für einen Herzstillstand bei Patienten mit einer Prinzmetal-Angina bekannt, es gebe auch vereinzelt Fallberichte von Herzstillständen, doch die britische Patientin habe es besonders schwer getroffen. In der medizinischen Literatur sei nur ein annähernd vergleichbarer Fall beschrieben, doch selbst bei diesem Patienten sei es nicht zu wiederholten pulslosen elektrischen Aktivitäten gekommen.

Die britische Patientin hat vor allem am Gehirn keine bleibenden Schäden ihrer vielfachen Kreislaufstillstände davongetragen, bei einer Kontrolluntersuchung im Sommer 2013 sei es ihr gut gegangen, schreiben die Ärzte. Für künftige Angina-Attacken trägt sie weiterhin ein Glyceroltrinitrat-Spray bei sich und weiß, dass sie im Ernstfall sofort Hilfe benötigt.

54 In Ekstase mit James Bond

Auf den Schallwellen der James-Bond-Melodie reiten? Ein 45-Jähriger kann das plötzlich. Und das ist längst nicht alles: Himbeeren schmecken für ihn auf einmal blau, Schriftzüge lösen Ekel aus. Woher die rätselhaften Gefühle kommen, entdecken Ärzte bei Kernspinuntersuchungen.

»Es ist ein Stück, das ich immer gemocht habe«, sagt der 45-Jährige über die Titelmelodie der James-Bond-Filme. Das hohe Ensemble der Blechbläser, später die E-Gitarre und das leise Schlagzeug. »Aber eines Tages bin ich damit auf eine kosmische Reise gegangen«, erzählt der Mann seinen Ärzten vom St. Michael's Hospital im kanadischen Toronto. Auf richtig guter Musik könne er reiten. »Ich weiß, das klingt ungewöhnlich«, so der Patient, »aber es ist, als ob ich auf den Wellen der Musik tanzen kann.«

Warum der Mann bei der James-Bond-Melodie in Ekstase gerät, wissen seine behandelnden Mediziner mittlerweile genau. Für den Patienten selbst aber ist die Erfahrung zunächst mitunter so wundervoll wie in anderen Situationen beängstigend. Er begegne in seinem Alltag immer wieder Dingen, die seltsame, neue Empfindungen auslösten.

»Eigentlich mochte ich Himbeeren nie sonderlich, aber plötzlich kann ich gar nicht genug davon kriegen«, berichtet er. »Der Grund? Sie schmecken nach Blau. Und wenn ich Blau sehe, habe ich den Geschmack von Himbeeren im Mund.« Manchmal hingegen könne schon die Farbe einer Schrift auf Lebensmitteln Ekel und Übelkeit in ihm auslösen.

Faulig »riechende« Töne und süßes Blau

Als die verschiedenen Sinneseindrücke ihn immer mehr verwirren, vertraut sich der Mann einer Krankenschwester an. Er kennt sie, weil er seit einem Schlaganfall neun Monate zuvor in der Neurologie des St.-Michael's-Krankenhauses in Behandlung ist. Aus einem kleinen Gefäß hatte es in ein eng begrenztes Gebiet seiner linken Gehirnhälfte geblutet. Welche Probleme der Patient direkt danach hatte, lassen die Ärzte offen, die vor allem auf die absonderlichen Sinneseindrücke ihres Patienten eingehen.[56]

Für die Ärzte steht bald fest: Der Mann leidet unter Synästhesie. Dabei handelt es sich um ein seltenes neurologisches Phänomen, bei dem Wahrnehmungen eines Sinnes noch einen anderen der fünf Sinne aktivieren: Blau »schmeckt« dann zum Beispiel süß, hohe Töne »riechen« faulig, das Streicheln eines weichen Kaninchens »sieht gelb aus«. Besonders häufig sehen Synästhetiker bestimmte Wörter in immer derselben Farbe. Das Wort »Haus« etwa ist dann grün, das Wort »Vogel« rot. Deutlich seltener berichten die Betroffenen, dass bestimmte Sinneseindrücke

Gefühle hervorrufen wie Wut, Ekel, Freude oder eben die Vorstellung, auf Schallwellen zu reiten.

Musik hören ohne Belohnung

In den meisten Fällen werden Menschen als Synästhetiker geboren, das Phänomen tritt familiär gehäuft auf. Dass ein Schlaganfall eine Synästhesie auslöst, ist hingegen sehr selten. 18 Monate nach der Hirnblutung machen die Ärzte mit dem Patienten eine Reihe von Tests mit der funktionellen Kernspintomografie. Dabei kann etwa die Aktivität bestimmter Hirnareale im Zeitverlauf beobachtet werden. Die Ergebnisse vergleichen sie mit Bildern von sechs neurologisch gesunden Probanden gleichen Alters.

Während der Mann in der Kernspinröhre liegt, spielen die Neurologen die Bond-Melodie ab. Dabei beobachten sie, welche Areale in seinem Gehirn aktiv werden. Tatsächlich spiegeln die arbeitenden Bereiche wider, was der Mann fühlt: Neben den Bereichen, die akustische Informationen weiterleiten und bewerten, sind noch zahlreiche andere Teile in seinem Gehirn aktiv. Die Hirnzellen arbeiten auch dort mit, wo Gefühle eingeordnet, Bewegungen koordiniert, Gesehenes verarbeitet und Ertastetes erkannt wird.

Gleichzeitig ist ein anderes Hirnareal kaum in Aktion: das Belohnungssystem. Das erklärt, warum der Mann die Musik nicht wie üblich einfach als angenehm empfindet, sondern das Hören mit einer starken Erregung verbunden ist. Bei keinem von sechs Kontrollpersonen finden die Ärzte diese speziellen Antworten auf die Wahrnehmung der Musik.

Auch bei der Präsentation von Farben entdecken die Ärzte Auffälligkeiten: Ein schwarzes Wort löst bei dem Patienten kein Gefühl aus, Gelb hingegen eine leichte Abneigung und Blau starken Ekel. Passend dazu sind die Nervenzellen bei der Farbe Blau in ungewöhnlich vielen Hirnarealen aktiv, bei Gelb deutlich weniger und bei Schwarz kaum noch. Bei keinem der anderen Probanden war dieses Phänomen zu erkennen.

Die Ärzte erhoffen sich von ihren Untersuchungen, besser zu verstehen, wie Synästhesie funktioniert. Die meisten Betroffenen, die schon von Geburt an diese Wahrnehmungen haben, wundern sich nur selten darüber. Der kanadische Patient hingegen hat eine längere Zeit gebraucht, um sich an seine Reisen mit der Musik zu gewöhnen.

55 Bleibender Eindruck

Unter seinem zwölf Jahre alten Tattoo bemerkt ein New Yorker rote Knötchen. Im Krankenhaus vermuten die Ärzte, dass eine Geschlechtskrankheit seine Beschwerden ausgelöst hat. Erst ein Blick durchs Mikroskop bringt sie auf die richtige Spur.

Rote Knötchen treiben einen Mann ins Metropolitan Hospital Center an der New Yorker First Avenue. Sie breiten sich unter einem bereits zwölf Jahre alten Tattoo an seinem rechten Bein aus.

Seit zwei Wochen schon, berichtet er seinen Ärzten, plagen ihn Schmerzen und geschwollene Knöchel. Mittlerweile zieht es in beiden Beinen in den Muskeln, er hat Fieber, fühlt sich schlapp und krank, nachts schwitzt er stark.

Bei der Untersuchung fallen den Medizinern um Jose Rodolfo Guerra die geschwollenen Knöchel an beiden Beinen auf.[57] Die Haut ist besonders über der Achillessehne gerötet, dort reagiert der Patient bei Berührung mit Schmerzen. Seinen Fuß kann er nur schwer drehen, die Bewegung im Sprunggelenk ist deutlich eingeschränkt.

Unter dem Tattoo am rechten Bein erkennen die Ärzte

die vom Patienten beschriebenen Knötchen und Flecken, die sich pink mit weißem Belag von der restlichen Haut abheben.

Die Mediziner analysieren das Blut ihres Patienten im Labor, sie hoffen, einen Hinweis auf die Ursachen der Beschwerden finden zu können. Ihnen fällt auf, dass ihr Patient unter einer Blutarmut leidet – im Blut zirkuliert zu wenig des Sauerstofftransporteurs Hämoglobin.

Zusammen mit einem auffälligen Röntgenbild der Lunge legen die Befunde einen Verdacht nahe: Der Patient könnte an einer reaktiven Arthritis leiden. So bezeichnen Ärzte entzündliche Gelenkveränderungen, mit denen das Immunsystem des Körpers auf Infektionen reagiert.

Allerdings gibt es bei dem New Yorker keine Anhaltspunkte für eine Ansteckung. Typischerweise führt eine Infektion mit Chlamydien oder Gonokokken zu einer reaktiven Arthritis, beide werden beim Geschlechtsverkehr übertragen. Doch der Mann hatte weder typische Symptome einer Infektion noch Sex mit mehreren Partnern. Auch die Labortests bleiben negativ. Die Blutuntersuchungen ergeben zudem keine Hinweise auf andere rheumatische Erkrankungen.

Mit dem Mikroskop auf die richtige Fährte

Schließlich stanzen die Ärzte eine kleine Probe aus der tätowierten Haut und untersuchen diese unter dem Mikroskop. Was sie sehen, bringt sie auf die richtige Spur: Dunkle Flecken durchziehen das Gewebe, ungewöhnlich dichte

Zellhaufen in der Haut. Sogenannte Granulome sind ein Zeichen für eine als Sarkoidose oder Morbus Boeck bezeichnete Krankheit des Bindegewebes.

Typischerweise durchziehen die kleinen Knötchen unterschiedliche Organe, besonders häufig trifft es die Lunge. So ergeht es auch dem New Yorker Patienten, wie eine Röntgenuntersuchung und eine später angefertigte Computertomografie zeigen. Der Patient leidet dabei unter einer besonderen Form der Sarkoidose, schreiben die Mediziner: Erkrankt der Betroffene akut und sind seine Gelenke geschwollen und schmerzen, spricht man vom Löfgren-Syndrom.

Die Ursache der Sarkoidose ist bis heute nicht bekannt. Die Prognose reicht von einer spontanen Selbstheilung bis hin zu einer schubweisen oder chronischen Verschlechterung. Insgesamt aber haben vor allem jüngere Patienten gute Chancen, dass die Beschwerden von selbst wieder verschwinden.

Da die Ursache der Sarkoidose unbekannt ist, können Ärzte nur die Symptome behandeln. So geben auch die New Yorker Mediziner ihrem Patienten ein Cortisonpräparat, das die Beschwerden innerhalb weniger Tage lindert. Seit dieser Behandlung im Krankenhaus sei der Patient beschwerdefrei und benötige auch kein Cortison mehr, schreiben sie.

Tatsächlich berichten Jose Rodolfo Guerra und seine Kollegen von älteren Schilderungen über Patienten, bei denen die Sarkoidose ebenfalls dank Hautveränderungen unter Tattoos aufgefallen war. Seit dem ersten Fallbericht 1955 gebe es insgesamt mindestens 32 ähnliche wissenschaftliche Veröffentlichungen. Besonders in roten, schwarzen oder schwarzblauen Bereichen von Tattoos würden die Sarkoidose-Knötchen Monate bis Jahrzehnte nach dem Stechen auftreten.

Darüber, was diese Reaktion des Körpers auf die Tattoos hervorruft, können die Mediziner nur mutmaßen. Sie nehmen an, dass die dauerhafte Auseinandersetzung des Immunsystems mit der Farbe in der Haut die Sarkoidose ausbrechen lässt.

Zweiter Teil

In der Praxis

Was man selbst tun kann, um nicht zu einem rätselhaften Patienten zu werden

Die 55 Fälle dieses Buches sind spannend, doch als Patient sollte man alles daransetzen, nicht als Anekdote in einer Fachzeitschrift zu enden. Zwar sind die Symptome einer Krankheit nicht in allen Fällen eindeutig, und einen sicheren Schutz vor Fehldiagnosen gibt es nicht. Doch man kann auch selbst etwas dafür tun, um nicht zum rätselhaften Patienten zu werden.

Die meisten Menschen bereiten sich auf wichtige Termine in Ruhe vor. Wer sich ein Auto kauft, der sammelt vorher Informationen, vergleicht Tests und fragt bei verschiedenen Händlern nach den Besonderheiten des anvisierten Modells. Muss der Wagen später in die Inspektion, pflegen viele Besitzer sorgsam das sprichwörtliche Scheckheft. Nicht nur, weil man dann mit einem besseren Gefühl bremst, sondern auch weil es den Wiederverkaufswert des Autos erhöht.

So ähnlich gilt das auch für viele andere Dinge im Leben: den Abschluss einer Versicherung oder eines Bausparvertrages, die Anlage größerer Geldsummen, den Erwerb einer Eigentumswohnung oder gar eines Hauses, die Wahl eines

Kindergartens, einer Schule oder einer Ausbildungsstelle für den Nachwuchs et cetera.

Ahnungslos, unmündig, desinteressiert

Seltsamerweise neigen die meisten Deutschen dazu, dieses Verhalten völlig zu vergessen, wenn es um die Wahl eines Arztes[58] oder Krankenhauses, einen Besuch ebendort oder Entscheidungen im Zusammenhang mit der eigenen Gesundheit geht. Ausgerechnet die Nation, die weltweit im Ruf steht, Entscheidungen zu rationalisieren und zu formalisieren wie niemand sonst, handelt im Sprechzimmer nach den Prinzipien Ahnungslosigkeit, Unmündigkeit und Desinteresse. Ganz im Unterschied zu den als unmündig verschrienen US-Amerikanern, die bei der Wahl ihres Arztes mit einer Genauigkeit vorgehen, die deutsche Ingenieure erblassen lässt.

Jeder Patient hat größtes Interesse daran, dass es ihm wieder besser geht. Auch in Deutschland kommen Patienten mit aus dem Internet ausgedruckten Texten zu ihren angenommenen oder tatsächlichen Krankheiten in die Sprechstunde. Und erfahrene Mediziner wissen, dass chronisch Kranke sich nicht selten besser mit ihrer Krankheit auskennen als die meisten Ärzte – und dass man ihnen deshalb gut zuhören sollte, wenn sie einen Verdacht äußern.

Ohnmächtige Patienten

Doch in der Masse überwiegen bei vielen Patienten Gefühle der Ohnmacht: Medizin ist kompliziert, die Ärzte nach wie vor unnahbar und ständig in Eile, und schlussendlich bekommen die Versicherten vermeintlich nicht die bestmögliche Medizin, sondern nur das, was die gesetzliche Krankenkasse bezahlt.

Selbstverständlich ist die Medizin kompliziert. Allerdings auch nicht komplizierter als die Ingenieurwissenschaft, die notwendig ist, um ein Automobil auf die Straße zu bringen. Dennoch traut ein Großteil der Menschen sich zu, mit einem Autotest unter dem Arm das nächste Gefährt auszusuchen, während viele schon vor der Sprechstundenhilfe die Waffen strecken. Unnahbarkeit und Eile der Ärzte müssen Ansporn sein, Zuwendung und Informationen einzufordern. Und bei aller berechtigten Kritik am deutschen Gesundheitssystem ist die Krankenversorgung in Deutschland nach wie vor weltweit konkurrenzfähig.

Der Patient ist kein Kunde

Der Vergleich mit der Automobilwirtschaft hat einen großen Fehler: Der Patient ist kein Kunde, er kann kein Kunde sein. Ein Kunde kann, wenn es ihm in einem Geschäft nicht gefällt, zur Konkurrenz gehen und dort sein Geld ausgeben. In den seltensten Fällen ist er gezwungen, eine bestimmte Ware genau jetzt und hier zu kaufen.

Ein Patient dagegen ist immer in einer Notlage, das ist Teil der Definition, denn zum Patienten wird man nur, wenn die eigene Gesundheit eingeschränkt oder bedroht ist. In dieser Situation kann man nicht frei zwischen konkurrierenden Angeboten wählen, man ist angewiesen auf die Hilfe derjenigen, die über größeres Fachwissen verfügen als man selbst.

So selbstbestimmt wie möglich

Insofern sind alle Aufforderungen an Patienten, sie sollten als mündige Kunden agieren, verlogen. Unternehmen der Gesundheitsbranche, die Patienten als Kunden sehen wollen, lügen sich selbst oder den Patienten in die Tasche. Sie machen ihr Geschäft nicht mit mündigen Kunden, sondern mit abhängigen Kranken.

Doch zwischen einem unmündigen Patienten und einem mündigen Kunden ist durchaus Platz für einen informierten Patienten, der gemeinsam mit seinem Arzt Entscheidungen trifft. Das muss das Ziel von Ärzten und Patienten sein.

Als Betroffener sollte man alles daransetzen, in der eigenen Notlage so mündig und selbstbestimmt wie möglich zu bleiben. Je besser das gelingt, desto größer sind die Chancen, nicht als rätselhafter Patient zu enden.

Zwölf Regeln

In fast allen Situationen, in denen Sie einen Arzt benötigen, können Sie sich auf die Sprechstunde vorbereiten. Das gilt unabhängig davon, ob Sie Ihren Hausarzt aufsuchen, zu einem Spezialisten oder ins Krankenhaus überwiesen werden oder gar keinen Hausarzt haben und sich Ihren Mediziner googeln oder in den Gelben Seiten suchen.

In den wenigen Situationen, in denen Sie sich auf einen Arztbesuch nicht vorbereiten können – wenn zum Beispiel in akuten Notfällen der Rettungsdienst gerufen wird –, kommt es auch nicht darauf an. Dann arbeitet das System der Notfallversorgung für Sie, bis Sie selbst hoffentlich so weit wiederhergestellt sind, dass Sie Entscheidungen treffen können.

1. Suchen Sie sich Ihren Arzt bewusst aus

Außer in Notfällen können Sie Ihren Arzt in Ruhe wählen. Es gibt praktisch keine objektiven Bewertungskriterien für niedergelassene Hausärzte, andere Fachärzte oder Krankenhäuser. Praktisch alle Ärztelisten sind nutzlos, wenn man sich als Patient die Frage stellt, wem man sich anvertrauen kann. Das wichtigste Kriterium, die medizinische Qualität einer Behandlung, kann keine dieser Listen ernsthaft bewerten, weil die dafür notwendigen Parameter von Ärzten und Kliniken in Deutschland nicht veröffentlicht werden müssen. Ärzte-Bestenlisten werden nach unterschiedlichen Kriterien erstellt, nicht aber nach objektiv messbaren Qualitätsparametern.

Bei der Wahl des Hausarztes kommt es auf andere Kriterien an als bei Spezialisten und Behandlungen in einem Krankenhaus. Ihr Hausarzt muss einfach erreichbar sein und Sie müssen ihm vertrauen können. Das schränkt die Auswahl normalerweise schon stark ein. Suchen Sie in der Nähe Ihres Wohnortes und denken Sie daran, wie Sie den Hausarzt erreichen können, wenn Sie selbst nicht ohne Weiteres Fahrrad, Auto, Bus oder Bahn fahren können. Wenn Ihnen ein Hausarzt nicht liegt, suchen Sie weiter.

Zum Spezialisten werden Sie normalerweise von Ihrem Hausarzt überwiesen. Er kennt die anderen Fachärzte in der Umgebung und sollte begründen können, warum er Sie zu einem bestimmten Kollegen schickt. Das Gleiche gilt für die Überweisung in ein Krankenhaus, in dem Sie untersucht oder behandelt werden sollen. Sammeln Sie Informationen über verschiedene Spezialisten und vergleichen Sie diese, wenn Sie sich selbst einen Arzt oder eine Klinik suchen.

Fragen Sie im Bekanntenkreis nach Erfahrungen mit Ärzten oder Kliniken, seien Sie sich aber bewusst, dass Sie dabei nur subjektive Informationen über die tatsächliche medizinische Qualität der Behandlung erhalten können.

Wenn Sie zu einer Untersuchung oder Behandlung in eine Facharztpraxis oder eine Klinik kommen, fragen Sie danach, wie häufig dort genau diese Untersuchung oder Therapie durchgeführt wird, was die Stärken und Schwächen des jeweiligen Arztes, der Abteilung oder des Krankenhauses sind.

Eines der wenigen Kriterien, das viele Ärzte und Krankenhäuser von sich aus preisgeben, ist die Häufigkeit, mit der Untersuchungen und Behandlungen dort durchgeführt werden. Das kann ein Zeichen von Qualität sein, denn wer etwas häufig durchführt, der sammelt viel Erfahrung damit.

Besonders dann, wenn Sie unter einer seltenen oder schwerwiegenden Krankheit leiden, lohnt es sich, bei der Suche nach einem passenden Arzt zusätzliche Informationen einzuholen. Die meisten Krankenkassen bieten Hilfe bei der Suche nach Spezialisten an, ebenso Selbsthilfegruppen oder medizinische Fachgesellschaften.

Eines sollte bei Ihrer Arztsuche keine Rolle spielen: Es gibt viele Ärzte, die keinen Doktortitel tragen. Der Doktortitel hat nichts mit der medizinischen Qualifikation eines Arztes zu tun. Er ist ein Ergebnis wissenschaftlicher Arbeit. In Deutschland dürfen sich nur Ärzte als Kassenärzte niederlassen, die Facharzt sind. Diese Qualifikation sagt etwas über die praktischen Fähigkeiten des Arztes aus. Wenn Ihr Arzt also kein Dr. med. ist, sollte das für Sie keine Rolle spielen.

2. Informieren Sie sich

Für Informationen rund um die eigene Gesundheit gilt noch mehr als in anderen Lebensbereichen, dass Sie die Quellen mit Bedacht wählen sollten.

Das Internet ist eine ebenso gute Quelle wie ein populärwissenschaftliches Buch oder eine Gesundheitszeitschrift, es kommt nur darauf an, wo Sie suchen. Es gibt verschiedene qualitativ hochwertige Quellen – neben SPIEGEL ONLINE Gesundheit[59] –, um sich zu informieren.

Vorsicht ist im Internet an Orten geboten, die im realen Leben dem Stammtisch oder dem Marktplatz entsprechen: Sie mögen in einigen wenigen Foren gute Beiträge zu bestimmten Krankheiten finden, die Regel ist das aber nicht. Grundsätzlich gilt: Je anonymer der Absender einer Information ist, desto vorsichtiger sollten Sie sein.

Aus dem breiten Angebot sind verschiedene Seiten empfehlenswert. Das Institut für Qualität und Wirtschaftlichkeit im Gesundheitswesen (IQWiG) betreibt die Seite Gesundheitsinformation.de[60], auf der nur wissenschaftlich gesicherte Informationen zu unterschiedlichen Krankheitsbildern gut verständlich aufbereitet werden. Für Patienten und Angehörige, die sich mit Krebserkrankungen beschäftigen müssen, bietet das Deutsche Krebsforschungszentrum[61] Informationen an. Die Wissensplattform der Fachwissenschaft Gesundheit an der Universität Hamburg bietet auf Patienteninformation.de[62] ebenfalls wissenschaftlich gesicherte Informationen an. Die Bundesärztekammer und die Kassenärztliche Bundesvereinigung sammeln auf ihrer Seite Patienten-Information.de[63] Hinweise. Auf Versorgungsleitlinien.de[64] präsentieren beide Organisationen gemeinsam mit der Arbeitsgemeinschaft der Wissenschaftlichen Medizinischen Fachgesellschaften (AWMF) die Nationalen Versorgungsleitlinien, zu denen es jeweils auch eine Patientenleitlinie gibt. Die Stiftung Warentest bietet auf ihrer Seite test.de[65] ebenfalls Informationen zur Gesundheit an.

Das sind nur Startmöglichkeiten, nicht die einzigen verlässlichen Quellen. Selbstverständlich steht eine Vielzahl von Büchern, Broschüren, Zeitschriften und digitalen Dokumenten zur Verfügung.

Alle diese Informationen können immer nur allgemein informieren. Ihre eigene Situation müssen Sie immer mit einem Arzt besprechen, der Sie persönlich kennt.

3. Schreiben Sie das Besprochene auf

Nur wenige Patienten kommen mit einem Notizblock und einem Stift zu ihrem Arzt. Es ist erlaubt, sich beim Arzt Notizen zu machen. Einen Arzt, der einen Patienten deswegen komisch ansieht, sollten Sie vielleicht nicht mehr aufsuchen.

4. Fragen Sie nach

Das Gleiche gilt für Nachfragen: Viele Ärzte reden in ihrer Sprechstunde ohne Punkt und Komma. Dafür gibt es meistens nachvollziehbare Begründungen: Die Mediziner stehen unter Zeitdruck, wollen in kurzer Zeit viele Informationen vermitteln, haben einen gewissen Ablaufplan für das Gespräch im Kopf.

Doch im Sprechzimmer geht es um Sie. Deswegen müssen Sie nachfragen, wenn Sie etwas nicht verstehen, etwas erklärt bekommen wollen oder einfach nur, um das Gespräch auf das Thema zu bringen, das Ihnen wichtig ist.

5. Sprechen Sie alles an

Mit diesem Punkt sind zwei Dinge gemeint: Die Sprechstunde mit Ihrem Arzt sollte erst dann vorüber sein, wenn Sie alle Beschwerden, wegen denen Sie gekommen sind, auch ansprechen konnten.

Gleichzeitig sollten Sie unbedingt alles erzählen, was mit Ihren Beschwerden zu tun haben könnte. In vielen Fällen sind für Ärzte Informationen wichtig, von denen Sie nicht ahnen, wie entscheidend sie sein können. So können zum Beispiel auch frei verkäufliche Präparate aus Drogerien oder Apotheken die Gesundheit beeinflussen. Für die Wirkung vieler Medikamente ist es wichtig, wie Sie sich ernähren. Und die Frage des Arztes, wo Sie zuletzt im Urlaub waren, dient dazu, das Risiko einer Infektion mit Erregern einzuschätzen, die außerhalb Mitteleuropas vorkommen.

Nach Möglichkeit sollten Sie immer einen Zettel mit zum Arzt nehmen, auf dem alle Medikamente, Nahrungsergänzungsmittel und Ähnliches stehen, die Sie einnehmen.

6. Stellen Sie Ihren Arzt infrage

Die Zeit der paternalistischen Medizin sollte vorbei sein. Natürlich brauchen Sie mehr als die fachlichen Informationen, um Entscheidungen fällen zu können. Sie werden neben den harten Fakten auch den Rat Ihres Arztes einholen wollen, der immer subjektiv ist, das ist gut so.

Was sich aber verbietet, ist ein Arzt, der ohne Ihre Ängste, Wünsche und Lebensumstände zu kennen, einsam Entscheidungen fällt und dann erwartet, dass Sie diese befolgen. Ihre Pflicht ist es, die Entscheidungen Ihres Arztes zu hinterfragen und sie sich erklären zu lassen.

7. Holen Sie eine zweite Meinung ein

Für viele Ärzte ist das heute bereits normal: Vor Entscheidungen, die das eigene Leben ganz erheblich beeinflussen, ist es völlig verständlich, wenn Sie die Sicht eines zweiten Mediziners hören wollen. Das ist kein Zeichen des Misstrauens Ihrem Arzt gegenüber, sondern ein Ausdruck Ihrer Vorsicht.

8. Bringen Sie Hilfe mit

Niemand schreibt Ihnen vor, dass Sie nur alleine mit Ihrem Arzt sprechen dürfen. Das geschützte Gespräch unter vier Augen ist ein großes Privileg, das vor allem Sie schützt. Wenn es für Sie aber wichtig ist, gemeinsam mit einem Verwandten oder Freund mit Ihrem Arzt zu sprechen, dann dürfen Sie das selbstverständlich.

9. Lassen Sie sich Informationen schriftlich geben

Sie können nicht alles, was entscheidend ist, selbst mitschreiben. Bitten Sie Ihren Arzt um schriftliche Informationen, die für Sie wichtig sind. Auch wenn er selbst keine Informationsblätter, Broschüren oder Ähnliches zur Verfügung hat, kennt er unter Umständen wertvolle Quellen, bei denen Sie sich informieren können.

Sowohl beim Spezialisten als auch im Krankenhaus ist es üblich, dass die Ärzte, die Sie dort untersuchen und behandeln, ihrem Hausarzt einen Brief schreiben, in dem alle relevanten Informationen enthalten sind. Es sollte heute selbstverständlich sein, dass Sie eine Kopie dieses Briefes bekommen. Falls nicht, erinnern Sie ihn daran. Das ist kein Entgegenkommen des Arztes, Sie haben ein Anrecht auf diese Informationen.

Heben Sie Arztbriefe und Befunde genauso wie andere wichtige Dokumente in einem Ordner auf. Sie und Ihre Ärzte haben es später leichter, sich an Zurückliegendes zu erinnern.

10. Nach einer Diagnose

Es gibt Diagnosen, die sind nicht weiter überraschend und beeinflussen das Leben kaum. Doch was können Sie tun, wenn Ihr Arzt bei Ihnen eine Krankheit feststellt, die Ihr Leben für immer verändert oder schlimmstenfalls sogar bedeutet, dass Sie mit hoher Wahrscheinlichkeit an den Folgen dieser Krankheit sterben werden?

Bitten Sie Ihren Arzt um Hilfe. Er sollte Erfahrung damit haben, was Ihnen in dieser Situation Halt bieten kann. Bleiben Sie nach Möglichkeit nicht allein, sondern suchen Sie nach Unterstützung in Ihrem Umfeld, bei Verwandten, Freunden oder anderen Vertrauenspersonen.

In vielen Fällen ist es hilfreich, wenn Sie sich mit Menschen austauschen, denen es ähnlich geht wie Ihnen. Mittlerweile gibt es für fast jede Krankheit Selbsthilfegruppen.

11. Vertrauen Sie Ihrem Gefühl

Jetzt haben Sie so viele Informationen wie möglich über Ihre Krankheit gesammelt, die verschiedenen Optionen rational abgewogen und wollen eine informierte Entscheidung treffen. Das ist das Ziel. Dennoch: Seien Sie sich bewusst, dass Sie in Fragen der eigenen Gesundheit natürlich nur bedingt in der Lage sind, rational und objektiv zu entscheiden. Sie müssen sich auch auf Ihr Gefühl verlassen. Das ist in Ordnung und geht auch Ärzten nicht anders, wenn sie selbst betroffen sind.

12. Vertrauen Sie Ihrem Arzt

Sie sollen Ihren Arzt hinterfragen und ein informierter Patient sein. Dennoch gilt: Sie dürfen Ihrem Arzt vertrauen. Sie dürfen sich sogar vollends in seine Hände begeben. Sie sollen es nur von sich aus tun, weil Sie ihn sich bewusst ausgesucht haben. Nicht weil der Terminplan, der Arbeitsalltag oder der Zufall es so will.

Literatur

1. Paal P., Brugger H., Kaiser G., Putzer G., Tiefenthaler W., Wenzel V.: *Surviving 6 Days in a Crevasse.* Lancet 2013; 381:506. http://bit.ly/6crevasse
2. Gagnier JJ., Riley D., Altman DG., Moher D., Sox H., Kienle GS.: *Die Case Reporting (CARE) Guideline: Entwicklung einer konsensbasierten Leitlinie für die Erstellung klinischer Fallberichte.* Dtsch Ärzteblatt Int 2013; 110(37):603-8. http://bit.ly/care-guideline
3. Lattouf C., Miteva M., Tostl A.: *Connubial Androgenetic Alopecia.* JAMA Dermatology 2011; 147(11):1329-1330. http://bit.ly/androgeneticalopecia
4. Latus J., Franke U., Alscher M.D., Braun N. *A 56-year-old woman with stress-induced hoarseness.* BMJ Case Reports 2012; doi:10.1136/bcr.01.2012.5688. http://bit.ly/stress-hoarseness
5. Masoodi I., Alsayari K., Al Mohaimeed K., Ahmad S., Amtawa A., Alomair A., Alqutub A., Khan S.: *Fish bone migration: an unusual cause of liver abscess.* BMJ Case Reports 2012; doi:10.1136/bcr.09.2011.4838.http://bit.ly/liver-abscess
6. Dias L., Markeson D., Evgeniou E., Misra A.: *Necrotising fasciitis of the thumb.* BMJ Case Reports 2012. doi:10.1136/bcr-2012-006380. http://bit.ly/necrotising-fasciitis
7. Rabb N., Kitsanta P., Hunt L., Riley S.: *An interesting cause of faecal occult blood.* BMJ Case Reports 2012. doi:10.1136/bcr-03-2012-6007. http://bit.ly/1arjYaY
8. Kiblboeck D., Braeuer-Mocker M., Siostrzonek P., Reisinger J.: *A misguided ›pill in the pocket‹ approach with flecainide leading to cardiac arrest.* BMJ Case Reports 2012. doi:10.1136/bcr-2ß12-006868. http://bit.ly/pill-in-the-pocket
9. Kushwaha RAS., Ranganath TG., Garg R., Anand S.: *Complete right lung agenesis presenting with bronchial asthma and allergic rhinitis.* BMJ Case Reports 2012. doi:10.1136/bcr-01-2012-5553.http://bit.ly/lungagenesis
10. Hayashida K., Murakami C., Fujioka M.: *Tetanus following replantation of an amputated finger: a case report.* Journal of Medical Case Reports 2012, 6:343. http://bit.ly/tetanus-replantation
11. Radwan R., Ram AD., Huddart SN.: *A few hours from disaster.* BMJ 2012; 345:e4441. http://bit.ly/malrotation-disaster

12. Mazzone L., Armando M., De Crescenzo F., Demaria F., Valeri G., Vicari S.: *Clinical picture and treatment implication in a child with Capgras syndrome: a case report.* Journal of Medical Case Reports 2012, 6:406. http://bit.ly/capgras-child
13. Ecker JL., Solt K., Fitzsimons MG., MacGillivray TE.: *Case 40-2012 – A 43-Year-Old Woman with Cardiorespiratory Arrest after a Cesarean Section.* N Engl J Med 2012; 367:2528-2536. http://bit.ly/arrest-section
14. Greer DM., Robbins GK., Lijewski V., Gonzalez G., McGuone D.: *Case 1-2013 – A 63-Year-Old Man with Paresthesias and Difficulty Swallowing.* N Engl J Med 2013; 368:172-180. http://bit.ly/paresthesias-swallowing
15. Masukume G., Sengurayi E., Muchara A., Mucheni E., Ndebele W., Ngwenya S.: *Full-term abdominal extrauterine pregnancy complicated by post-operative ascites with successful outcome: a case report.* Journal of Medical Case Reports 2013, 7:10. http://bit.ly/extrauterine-pregnancy
16. Segal J., Lam A., Dubrey SW., Vasileiadis E.: *BMJ Case Reports 2012;* doi:10.1136/bcr-2012-007556. http://bit.ly/stroke-mimic
17. McCabe A., McCann B., Kelly P.: *Pop goes the O2: a case of popper-induced methaemoglobinamia.* BMJ Case Reports 2012; doi:10.1136/bcr-2012-007176. http://bit.ly/pop-goes-the-o2
18. Poloni N., Vender S., Bolla E., Bortolaso P., Costantini C., Callegari C.: *Gluten encephalopathy with psychiatric onset: case report.* Clinical Practice and Epidemiology in Mental Health 2009; 5:16. doi:10.1186/1745-0279-5-16 http://bit.ly/gluten-encephalopathy
19. Wiggli B., Imhof E., Meier CA., Laifer G.: *Water, water, everywhere.* The Lancet 2013; 381:776. doi:10.1016/S0140-6736(12)61894-7. http://bit.ly/water-water
20. DeVries S.: *Metastatic Epidural Bacterial Abscess in a 4-Year-Old Boy.* JAMA Neurol. 2013;70(5):648. doi:10.1001/jamaneurol.2013.1942. http://bit.ly/epidural-abscess
21. Kakumanu N., Rao SD.: *Skeletal Fluorosis Due to Excessive Tea Drinking.* N Engl J Med 2013; 368:1140. doi:10.1056/NEJMicm1200995. http://bit.ly/tea-excess
22. Gangopadhyay AN., Srivastava A., Srivastava P., Gupta DK., Sharma SP., Kumar V.: *Twin fetus in fetu in a child: a case report and review oft he literature.* Journal of Medical Case Reports 2010; 4:96. doi:10.1186/1752-1947-4-96. http://bit.ly/twininside
23. Hunt DP., Muse VV., Pitman MB.: *Case 12-2013 – An 18-Year-Old Woman with Pulmonary Infiltrates and Respiratory Failure.* N Engl J Med 2013; 368:1537-1545. doi:10.1056/NEJMcpc1209608. http://bit.ly/pulmonary-infiltrates
24. Schrag A., Schott JM. Kayser-Fleischer: *Rings in Wilson's Disease.* N Engl

J Med 2012; 366:e18. doi:10.1056/NEJMicm1101534. http://bit.ly/kayser-fleischer

25. Arning C., Kazarians H., Eckert B.: *Der besondere Fall: Pulssynchrones Ohrgeräusch.* Hamburger Ärzteblatt 2013; 5:34-36. http://bit.ly/aerzteblatt-hh-5-13
26. Lee KF., Chan AOK., Fok JMC., Mak MWH., Yu KC., Lee KM., Chek CC.: *Late presentation of simple virilising 21-hydroxylase deficiency in a Chinese woman with Turner's syndrome.* Hong Kong Med J 2013; 3:268-271. http://bit.ly/turner-s-syndrome
27. Lumley S., Siesser AAP., Saunders M., Warren S.: *Golfer's swing leads to a spontaneous subcapsular liver haematoma.* BMJ Case Reports 2013; doi:10.1136/bcr-2013-010067. http://bit.ly/liver-haematoma
28. Meshikhes AWN.: *An unusual cause of acute abdominal pain in a young man.* BMJ Case Reports 2013; doi:10.1136/bcr-2013-200285. http://bit.ly/abdominal-pain
29. De N., Le TH.: *Multiple Palpable Cysts.* N Engl J Med 2013; 368:2125. doi:10.1056/NEJMicm1205125. http://bit.ly/multiple-cysts
30. Bretagnol A., Tamburini J., Guedj M, Denier C., Pène F.: *Profound anaemia and acute blindness in a Jehova's Witness.* The Lancet 2013; 382:998. doi:10.1016/S0140-6736(13)61443-9. http://bit.ly/acute-blindness
31. Kim HJ., Jeon BS, Yang HJ., Cho JY.: *In need of something better than sleep.* The Lancet 2013; 381:598. doi:10.1016/S0140-6736(12)61892-3. http://bit.ly/better-than-sleep
32. Fox MC., Lakdawala N., Leigh Miller A., Loscalzo J.: *A Patient with Syncope.* N Engl J Med 2013; 369:966-972. doi:10.1056/NEJMcps1300093. http://bit.ly/patient-syncope
33. Boon BA., Hamad GG.: *A Well-Circumscribed, Painless Abdominal Mass.* JAMA Surg 2013; doi:10.1001/jamasurg.2013.314. http://bit.ly/painless-mass
34. Zurawski J. Akhondi H.: *Tolosa-Hunt syndrome – a rare cause of headache and ophthalmoplegia.* The Lancet 2013; 382:912. doi:10.1016/S0140-6736(13)61442-7. http://bit.ly/tolosa-hunt
35. Nagargoije RD., Bendre PS., Thakur MV.: *Recurrent spontaneous pneumothorax in a child.* Sri Lanka Journal of Critical Care 2011; 2:29. http://bit.ly/spontaneous-pneumothorax
36. Naisbitt CJ., Filobbos R., Bonington A., O'Reilly D.: *A Space occupying lesion masquerading as pancreatic carcinoma.* BMJ Case Reports 2013. doi:10.1136/bcr-2013-009933. http://bit.ly/pancreatic-masquerade
37. Allan BJ., Prescott AT., Greene JA., Campuzano-Zaluaga G., Martthos A.: *Rare Complication After Viral Illness.* JAMA Surg 2013; 148(10):983-984. doi:10.1001/jamasurg.2013.313. http://bit.ly/viral-complication

38. Cho TA., Schmahmann JD., Cunnane ME.: *Case 30-2013 – A 19-Year-Old Man with Otalgia, Slurred Speach, and Ataxia.* N Engl J Med 2013; 369:1253-1261. doi:10.1056/NEJMcpc1214218. http://bit.ly/otalgia-ataxia
39. Cordell B., McCarthy J.: *A Case of Gut Fermentation Syndrome (Auto-Brewery) with Saccharomyces cerevisiae as the Causative Organism.* International Journal of Clinical Medicine 2013; 4(7):309-312. doi:10.4236/ijcm.2013.47054. http://bit.ly/gut-fermentation
40. Chong CC., Tan TW., Farber A.: *Fifty-Two-Year-Old Woman With Neck Pain and Fever.* JAMA Surg 2013; 148(9):893-894. doi:10.1001./jamasurg.2013.312. http://bit.ly/neck-pain-fever
41. Karlas T., Mössner J., Keim V.: *A 44-Year-Old Patient With Fever, Night Sweats, and Arthralgia.* Gastroenterology 2013; 145(1):e1-e3. doi:10.1053/j.gastro.2013.03.028. http://bit.ly/fever-arthralgia
42. Talib S., van de Poll SWE.: *Brugada Syndrome diagnosed after Ramadan.* Lancet 2013; 382(9886):100. doi:10.1016/S0140-6736(13)60810-7. http://bit.ly/brugada-ramadan
43. Rahman H., Illing E., Webb C., Banhegyi G.: *Streptococcal toxic shock syndrome secondary to a deep neck space infection presenting with no th-roat or neck symptoms.* BMJ Case Reports 2013; doi:10.1136/bcr-2013-009000. http://bit.ly/toxic-shock-syndrome
44. Shuaib UA., Kate M, Homik J., Jerrakathil T.: *Recurrent non-aneurysmal subarachnoid haemorrhage in Takayasu arteritis: is the cause immunologival or mechanical?* BMJ Case Reports 2013; doi:10.1136/bcr-2013-008825. http://bit.ly/takayasu
45. Visagan R., Grossman R., Dimitriadis PA., Desai A.: *›Crohn'z meanz Heinz‹: foreign body inflammatory mass mimicking Crohn's disease.* BMJ Case Reports 2013; doi:10.1136/bcr-2013-009603. http://bit.ly/crohn-by-heinz
46. Corns R., Nayeb L., Martin A.: *Transient obscuration of vision.* BMJ Case Reports 2012; doi:10.1136/bcr-2012-006740. http://bit.ly/obscuration-vision
47. López-Serna R., González-Carmona P., López-Martínez M.: *Bilateral thalamic stroke due to occlusion oft he artery of Percheron in a patient with patent foramen ovale: a case report.* Journal of Medical Case Reports 2009; 3:7392. doi:10.4076/1752-1947-3-7392. http://bit.ly/thalamic-stroke
48. Klimek P., Klimek M., Kessler U., Oesch V., Wolf R., Stranzinger E., Mueller MD., Zachariou Z.: *Hematometra presenting as an acute abdomen in a 13-year-old postmenarchal girl: a case report.* Journal of Medical Case Reports 2012; 6:419. doi:10.1186/1752-1947-6-419. http://bit.ly/uterus-didelphys

49. Bashir S., Memon AA., Sanaullah M., Hasan Y.: *Intra-medullary tuberculoma of the spinal cord presenting with typhoid and paraplegia: a case report.* Journal of Medical Case Reports 2012; 6:388. doi:10.1186/1752-1947-6-388. http://bit.ly/medullary-tuberculoma
50. Fahim A., Avery G., Hart SP.: *Thoracic inlet syndrome – a diagnosis made on CT pulmonary angiogram.* BMJ Case Reports 2012; doi:10.1136/bcr.11.2011.5185. http://bit.ly/thoracic-inlet-syndrome
51. Bahgat M.: *Eagle's syndrome, a rare cause of neck pain.* BMJ Case Reports 2012; doi:10.1136/bcr-2012-006278. http://bit.ly/eagles-syndrome
52. Jarvis JN., Coltart CEM., Pule M., Chiodini PL., Doherty T.: *Artemisinin therapy and severe delayed haemolysis.* Lancet 2013; 382(9887):180. doi:10.1016/S0140-6736(13)60812-0. http://bit.ly/artemisinin-haemolysis
53. Lam S., Liew H., Khor HT., Dalan R., Kon YC., Jong M., Chew DEK., Leow MKS.: *VIPoma in a 37-year-old man.* Lancet 2013; 382(9894):832. doi:10.1016/S0140-6736(13)61217-9. http://bit.ly/vipoma-man
54. Huang H., Li C., Zaragoulidis P., Darwiche K., Machairiotis N., Yang L., Simoff M., Celis E., Zhao T., Zarogoulidis K., Katsikogiannis N., Hohenforst-Schmidt W., Li Q.: *Endometriosis of the lung: report of a case and literature review.* European Journal of Medical Research 2013; 18:13. doi:10.1186/2047-738X-18-13. http://bit.ly/endometriosis-lung
55. Martin J., Sanfilippo F., Bradlow W., Sabharwal NK.: *Severe vasospastic angina complicated by multiple pulseless electrical activity arrests.* Lancet 2013; 382(9890):478. doi:10.1016/S0140-6736(13)61096-X. http://bit.ly/vasospastic-angina
56. Schweizer TA., Fischer CE., Alexander MP., Smith SD., Graham SJ., Fornazarri L.: *From the thalamus with love: A rare window into the locus of emotional synesthesia.* Neurology 2013; 81(5):509-10. doi:10.1212/WNL.0b013e31829d86cc. http://bit.ly/17z1SVt
57. Guerra JR., Alderuccio JP., Sandhu J., Chaudhari S.: *Granulomatous tattoo reaction in a young man.* Lancet 2013; 382(9888):284. doi:10.1016/S0140-6736(13)60853-3. http://bit.ly/1aqdUCW
58. Wir verwenden durchgängig die männliche Bezeichnung, um die Lesbarkeit zu erhöhen. Selbstverständlich sind jeweils sowohl die männliche als auch die weibliche Form gemeint.
59. Büchner W., Ditz R. SPIEGEL ONLINE Gesundheit. http://www.spiegel.de/gesundheit/
60. Koch K. Gesundheitsinformation.de. http://www.gesundheitsinformation.de/
61. Seitmann S. dkfz.de. http://bit.ly/dkfz-patienten
62. Mühlhauser I. Wissensplattform Fachwissenschaft Gesundheit Universität Hamburg. http://www.patienteninformation.de/

63. Ollenschläger G. Patienten-Information.de. http://www.patienten-information.de/
64. Ollenschläger G. VersorgungsLeitlinien.de. http://www.versorgungsleitlinien.de/
65. Gebauer A. test.de. http://www.test.de/gesundheit-kosmetik/

Testen Sie Ihr Wissen!

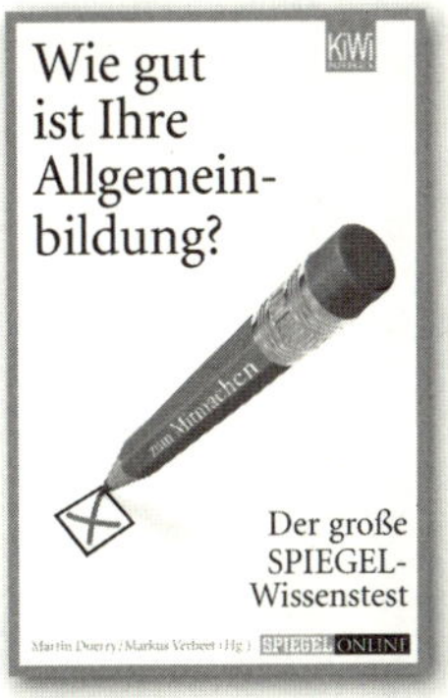

Taschenbuch

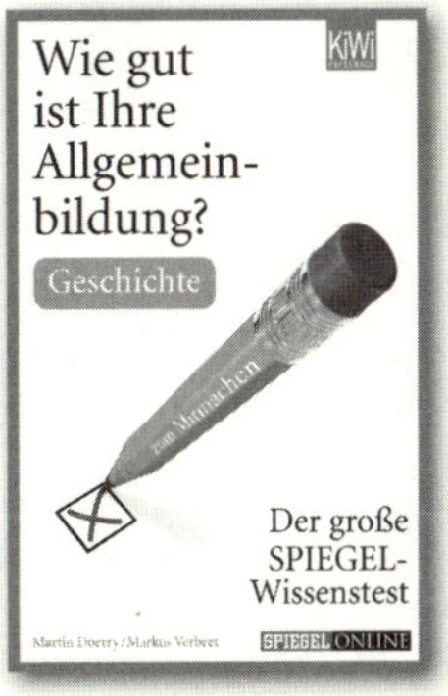

Taschenbuch

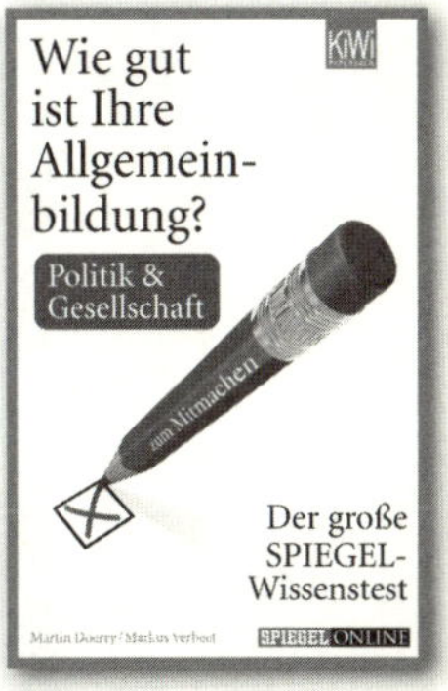

Taschenbuch

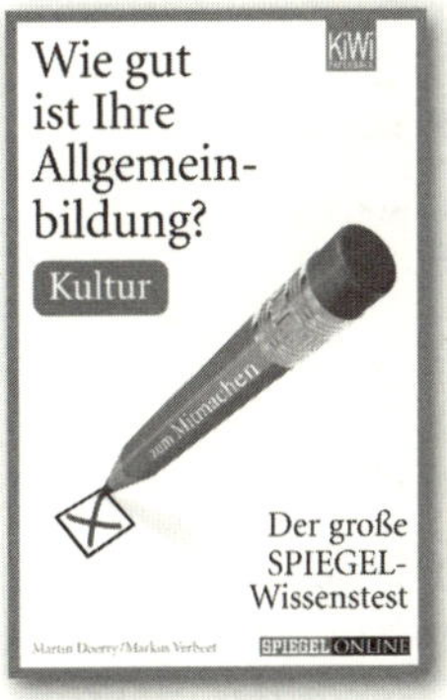

Taschenbuch

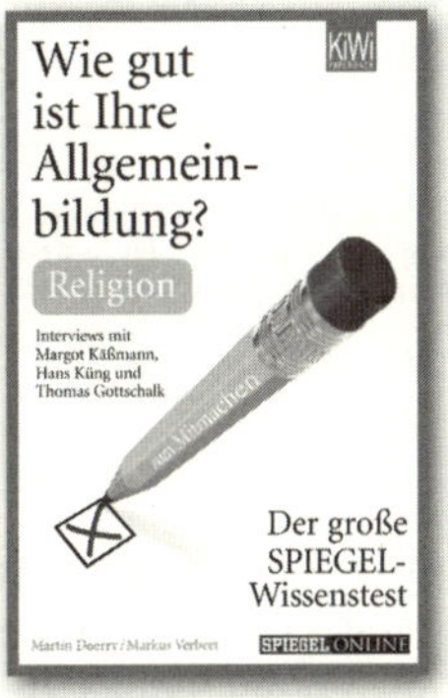

Taschenbuch

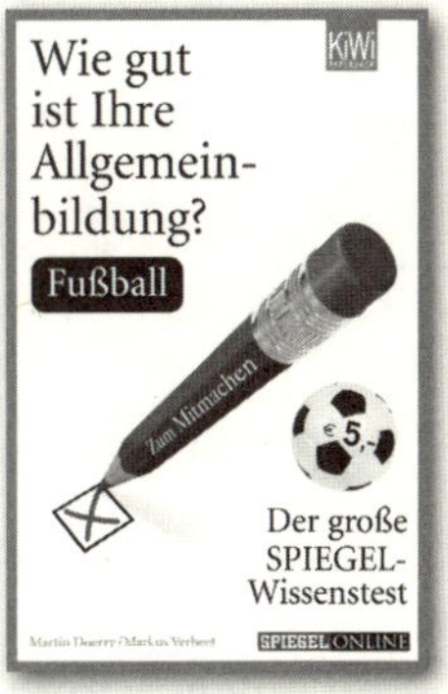

Taschenbuch

Leseproben und mehr unter www.kiwi-verlag.de KiWi